I0057935

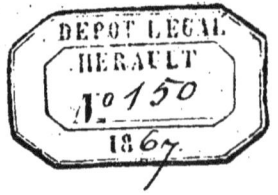

# TRAITEMENT

DU

# CÉPHALÆMATOME

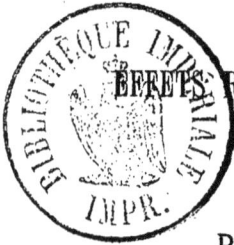

EFFETS REMARQUABLES DU COLLODION

(Observations.)

## PAR J. GRYNFELTT

DOCTEUR EN MÉDECINE

Prosecteur et Lauréat de la Faculté de médecine de Montpellier, Ancien
Interne des hôpitaux, Membre titulaire de la Société de médecine et
de chirurgie pratiques, de la Société médicale d'Émulation de la
même ville, Ancien Aide d'Anatomie, Ancien Élève des Écoles pratiques de Chimie et d'Anatomie de la Faculté, etc.

MONTPELLIER

BOEHM & FILS, ÉDITEURS DU MONTPELLIER MÉDICAL

Place de l'Observatoire.

1867.

A LA MÉMOIRE

# DE LA MEILLEURE DES MÈRES.

*Regrets éternels!*

**J. GRYNFELTT.**

# A MON PÈRE,

DOCTEUR EN MÉDECINE.

*Je n'oublierai jamais tous les sacrifices que tu as faits pour moi, je tâcherai de me rendre de plus en plus digne de ton affection.*

J. GRYNFELTT.

# A MON ONCLE

## ET

# A MES TANTES.

*Amour inaltérable.*

J. GRYNFELTT.

A mon Maître

# M. DUMAS,

Professeur de Clinique d'Accouchements à la Faculté de médecine
de Montpellier, Chevalier de la Légion d'Honneur, etc.

*Recevez, cher Maître, l'expression de ma
profonde reconnaissance pour l'amitié dont
vous m'honorez, et pour les précieuses
leçons que j'ai puisées auprès de vous.*

## A mes Maîtres dans les Hôpitaux.

J. GRYNFELTT.

# TRAITEMENT

## DU

# CÉPHALÆMATOME

EFFETS REMARQUABLES DU COLLODION

(OBSERVATIONS.)

Au commencement de ce siècle, les bosses sanguines développées sur le crâne des nouveau-nés ont fixé l'attention des hommes de l'art. Nœgelé et Zeller son élève, ont donné les premiers une bonne description de la tumeur formée par le sang épanché sous le péricrâne, tumeur qu'ils ont appelée *céphalæmatome*[1].

[1] Zeller; Thèse de Heidelberg, 1822 : *De cephalæmatomate seu sanguineo cranii tumore recens natorum commentatio inauguralis.*

Avant eux, la question des bosses sanguines crâ-
niennes des nouveau-nés était assez obscure. Depuis,
les travaux de Hœré[1], de Pigné[2], de Dubois[3], de
Valleix[4], de Burchard[5], de Pajot[6], de Seux[7], etc...,
ont complètement élucidé ce point de la pathologie in-
fantile ; et aujourd'hui on peut dire que le céphalæmatome est une des maladies du premier âge les mieux
connues.

Si les causes de son développement peuvent encore
être discutées,—et que de maladies dont l'étiologie est
encore discutable!—il n'est pas moins vrai que sa sym-
ptomatologie et son diagnostic ne peuvent plus donner le change à un observateur attentif, et le faire
tomber dans l'erreur que commit Ledran[8]. Toutefois,
la question du pronostic n'est pas également résolue
par tous les auteurs ; et si les uns voient dans le céphalæmatome une maladie toujours bénigne, sans

---

[1] Hœré ; *De tumore cranii recens natorum, sanguineo et externo
et interno.* Berlin, 1824.

[2] Pigné ; Mémoire sur les céphalæmat...., *in* Journ. univers.
et hebdom. de méd. et de chirurg., septembre 1833.

[3] Dubois ; Diction. de méd. en 30 vol., tom. VII.

[4] Valleix ; Clin. des mal. des enfants nouveau-nés, 1838.

[5] Burchard ; Journal l'Expérience, 1838.

[6] Pajot ; Des lésions traumatiques que le fœtus peut éprouver
pendant l'accouchement. (Thèse de concours pour l'agrégation.
Paris, 1853.)

[7] Seux ; Recherches sur les maladies des enfants nouveau-nés
(céphalæmatome). Paris, 1863.

[8] Ledran ; Observat. de Chirurg., M.DCC LI, tom. I, obs. I.

gravité aucune, d'autres le considèrent comme une maladie relativement assez grave.

Busch, cité par Velpeau[1], dit que « abandonné à lui-même, le céphalæmatome fait le plus souvent mourir le nouveau-né dans les convulsions. »

Michaëlis considérait aussi le céphalæmatome comme une affection dangereuse, et Underwood pense que « la plupart des enfants qui sont attaqués de cette singulière maladie, finissent par en être victimes[2]. »

Burchard, qui a pu suivre pendant un temps assez long 29 cas de céphalæmatome, n'a vu que deux fois la mort causée par cette maladie, d'où il conclut que sa gravité n'est pas grande[3].

Valleix, après quelques réserves, convient aussi que « le pronostic n'est pas très-grave[4]. »

M. Seux, qui préfère l'expectation à tous les moyens d'intervention, soutient que « le céphalæmatome guérit toujours, si on ne trouble pas la marche de la nature par un traitement intempestif. Et je ne puis m'expliquer, ajoute-t-il, les cas de mort survenus par le fait du céphalæmatome lui-même, que par les acci-

---

[1] Velpeau; Traité complet de l'art des accouchem., 2e édit., 1835, tom. II, pag. 589.

[2] Underwood; Traité des maladies des enfants, trad. par Eusèbe de Salle, avec notes par Jadelot, 1re part.; pag. 89-90. Paris, 1823.

[3] Burchard, loc. cit., pag. 331.

[4] Valleix, op. cit., pag. 555.

dents qui ont pu résulter d'un traitement trop énergique [1]. »

Nœgelé, au contraire, « pense qu'avec la précaution
d'ouvrir la tumeur sanguine et d'évacuer le sang épanché, la maladie se termine constamment avec rapidité
et d'une manière heureuse [2]. »

Hœré, suivant Dubois, adopte la même opinion.

M. Bouchut est du même avis : « Le céphalæmatome,
dit-il, est une lésion sérieuse, très-souvent mortelle,
qui cependant perd beaucoup de sa gravité si on la
traite convenablement, et si, comme l'indiquent Nœgelé
et G. Hœré, on ouvre promptement la poche pour en
évacuer le sang, et favoriser l'accolement de ses parois [3]. »

Aujourd'hui, suivant M. Pajot « le pronostic du céphalæmatome est considéré par tous les auteurs comme
assez sérieux, il y a unanimité sur ce point [4] » ; car il
faut, comme il le dit plus loin avec beaucoup de raison, « ou bien abandonner la tumeur à la résorption,
qui ne se fera point si le sang est en grande quantité,
et en courant la chance d'une inflammation et d'une
suppuration toujours fâcheuses ; ou bien en arriver à
une opération dont le but sera d'évacuer le liquide

---

[1] Seux, *op. cit.*, pag. 32.

[2] P. Dubois, *loc. cit.*, pag. 105.

[3] Bouchut ; Traité pratique des maladies des nouveau-nés,
des enfants à la mamelle, etc. Paris, 1862, pag. 72, 4ᵉ édit.

[4] Pajot, *op. cit.*, pag. 32.

épanché, opération rationnelle sans doute, mais, malgré l'assertion de Nœgelé, dont la réussite est loin d'être aussi certaine qu'il le croyait[1]. »

Comme on le voit, cette variété d'opinions sur le pronostic du céphalæmatome peut s'expliquer par la différence des moyens thérapeutiques employés sans opportunité par les divers chirurgiens. Les uns, naturistes quand même, confient toujours la cure du mal aux propres ressources de l'organisme et ont de nombreux succès. Les autres, moins confiants dans l'activité propre de l'organisme, plus pressés d'agir, et d'agir énergiquement, ont recours dans tous les cas à l'instrument tranchant, et ils comptent aussi des succès, mais aussi bon nombre de cas malheureux.

De là, le peu de gravité que les premiers accordent au céphalæmatome, et la gravité relativement assez grande que les seconds lui attribuent. Tout le danger, ce nous semble, doit être mis sur le compte du mode d'intervention, l'ouverture de la tumeur, qui, selon nous, ne doit être pratiquée qu'en dernier ressort, rarement, sur indications précises, et encore non sans grandes précautions. C'est ce que nous allons tâcher de démontrer, en comparant les divers moyens thérapeutiques proposés contre le céphalæmatome, sans nous occuper des causes, des symptômes, du diagnostic de

[1] Pajot, *op. cit.*, pag. 34.

cette maladie, que nous supposons connus de tous nos lecteurs.

Nous insisterons surtout, dans ce travail, sur un moyen d'une efficacité très-réelle , incontestable, que M. le professeur Dumas , le premier , a mis en usage dans ces dernières années , avec un succès complet et rapide , dans les cas de céphalæmatome qui se sont offerts à son observation. Ce nouveau moyen, qui consiste dans l'application méthodique, c'est-à-dire hâtive et opportune, de couches successives de collodion, a l'immense avantage d'empêcher le développement souvent trop considérable de la tumeur, et partant de prévenir l'incision ultérieure ; tout en favorisant par la douce compression continue qu'il exerce, le travail organique de la résorption.

Pour fixer les idées, disons une fois pour toutes, avant d'aller plus loin, qu'il ne sera question, dans ce travail, que du *céphalæmatome* proprement dit, de la tumeur à laquelle Nœgelé a donné ce nom, du *céphalæmatome sous-péricrânien* de Valleix, du *péricranæmatome* de Seux, ou *sous-péricrânæmatome*, comme on voudra l'appeler.

A tout prendre, le céphalæmatome a beaucoup d'analogie avec une contusion au deuxième degré. C'est un dépôt sanguin, comme celui que l'on rencontre après ces contusions ; c'est une bosse sanguine sous-péricrânienne. Aussi Valleix décrit-il la bosse sanguine crânienne sous-aponévrotique sous le nom de céphalæmatome sous-aponévrotique, et M. Velpeau appelle céphalæmatomes, toutes les bosses sanguines développées sur le crâne des nouveau-nés. Or, les bosses sanguines sont le résultat des contusions au deuxième degré.

Quelques mots sur le parallèle du céphalæmatome et des tumeurs hématiques suite de contusions. Ces quelques considérations nous serviront pour résoudre la question que nous nous sommes posée.

Nous ne pouvons pas entrer ici dans une longue discussion sur la pathogénie du céphalæmatome ; qu'il nous suffise de dire qu'il est toujours, à nos yeux, le résultat d'un traumatisme analogue à celui qui produit les contusions, et sur lequel M. Velpeau a fixé l'attention des chirurgiens. La résistance qu'éprouve la tête du fœtus, poussée par les contractions utérines, à franchir le col ; la compression circulaire que ce dernier exerce sur la portion de la tête en rapport avec lui, l'infiltration sanguine, l'*ecchymose constante* que présente l'os sous-jacent aux parties molles qui occupent l'orifice utérin, la tumeur séro-sanguinolente dont ces parties molles deviennent le siége après la rupture de la poche amniotique, viennent à l'appui de notre assertion.

Le siége d'élection du céphalæmatome sur le point

de la tête qui correspond le plus souvent ( première position du vertex ) au col de la matrice, au niveau de l'angle postéro-supérieur du pariétal droit ; sa plus grande fréquence chez les enfants du sexe masculin, chez les enfants nés de femmes jeunes, délicates, faibles, primipares ou épuisées par des accouchements antérieurs ( Burchard [1] ), nous autorisent à penser avec M. le professeur Depaul [2], que la production de cette tumeur doit être attribuée à la lenteur et à la difficulté du travail de l'enfantement. Sur 45 cas de céphalæmatome que Burchard a observés, 37 fois l'accouchement a été naturel, et 8 fois il a été anormal ; les 37 accouchements normaux ont été pour la plupart longs et laborieux [3].

L'état des os du crâne du fœtus, leur développement incomplet, inachevé au moment de la naissance, leur richesse vasculaire, leur faible adhérence au périoste, état qui n'est nullement pathologique, comme on ne l'a cru que trop longtemps, favorise sans doute le développement du céphalæmatome ; mais, à lui seul, il ne peut donner lieu à la production de cette tumeur.

A ceux qui ont soutenu, comme nous, que le travail de l'accouchement était la cause productrice du céphalæmatome, on a répondu que le plus souvent cette tumeur se montrait après les accouchements faciles. Mais

[1] Burchard, *loc. cit.*, pag. 228.
[2] Depaul ; Bull. de la Soc. de chirurg., avril 1861.
[3] Burchard, *loc. cit.*, pag. 251.

il faut s'entendre sur ce dernier mot. Si, par accouchement facile, on désigne un accouchement naturel,
nous dirons qu'un accouchement, sans cesser d'être
naturel et sans danger ni pour la mère ni pour l'enfant,
peut être lent, peut traîner en longueur; d'où compression suffisamment prolongée de la tête du fœtus
par les parties maternelles, et production de l'épanchement sanguin sous-péricrânien. Si l'on demande alors
pourquoi le céphalæmatome n'est pas plus fréquent,
nous répondrons, avec Valleix, que les cas de présenta-
tions inclinées du sommet, on ne peut plus favorables
à la production du céphalæmatome, sont rares, et que
dans les cas ordinaires le pariétal n'est pas comprimé
sur une assez large surface. — Si, par accouchement
facile, on entend accouchement prompt, nous dirons
que la rapidité du travail nous paraît très-propre à
produire le céphalæmatome. Dans ces accouchements
pour ainsi dire *brusques*, le fœtus est si violemment
poussé par les contractions utérines, que les pariétaux
chevauchent fortement *tout à coup* l'un sur l'autre,
quelque faible que soit la résistance des parties molles
maternelles; et de ce chevauchement brusque des pariétaux, résultent le tiraillement et le décollement du
péricrâne, qui est adhérent au niveau de la suture sagittale, d'où l'hémorrhagie.

Les cas rares de céphalæmatome observés après les
accouchements par le siége peuvent, je crois, s'expliquer aussi par le chevauchement qu'éprouvent les os

de la voûte du crâne, lorsque la tête franchit le détroit supérieur ou seulement le col utérin incomplètement dilaté, rigide, ou spasmodiquement contracté. Si
la tumeur occupe encore alors l'angle postéro-supérieur
de l'un des pariétaux, c'est que là le décollement du
périoste est plus facile, à cause de l'adhérence de cette
membrane au tissu conjonctif condensé qui sépare les
deux pariétaux, reste du *primordial crânium*; c'est
que là aussi l'ossification est moins avancée, et que les
vaisseaux de l'os y sont plus considérables.

Nous nous demandons comment on a pu, dans
quelques cas cités, diagnostiquer un céphalæmatome
pendant le travail, avant la rupture des membranes de
l'œuf !

Burchard [1] a trouvé un céphalæmatome sur un enfant mort dans le sein d'une femme qui venait de suc-
comber au choléra asiatique. Cette observation nous
paraît incomplète. D'abord, il faudrait savoir si la
femme n'a pas reçu de coup sur le ventre, à quelle
époque elle était de sa grossesse, quelle était la présentation du fœtus. Tous les accoucheurs savent, en effet,
qu'à la fin de la grossesse, dans les cas de présentation
du sommet, la tête est quelquefois si fortement engagée
au détroit supérieur, qu'il est souvent impossible de la
refouler ; or, la compression douce, mais longtemps
continuée, que subit alors la tête du fœtus, peut bien

---

[1] Burchard, *loc. cit.*, pag. 252.

avoir pour résultat le développement d'un céphalæmatome. Il n'est pas dit non plus, dans cette observation,
si, sous l'influence de l'état général grave qui a fait
périr la mère, l'utérus n'avait pas fait des efforts pour
se débarrasser du produit de la conception. Les maladies aiguës comportant une certaine gravité qui
affectent les femmes grosses, provoquent plus d'une fois
l'expulsion hâtive du fœtus, et le choléra est une de
celles qui agissent le plus puissamment dans ce sens.
Sur 52 femmes enceintes atteintes de choléra, obser-
vées par M. Bouchut[1], 25 ont avorté; et plusieurs
autres auraient aussi avorté, si la mort n'était venue
trop promptement les enlever.

« Cette observation, on en conviendra, dit M. Tarnier[2], en parlant de l'observation de Burchard, est
loin de démontrer l'existence du céphalæmatome pendant la vie intra-utérine, et nous nous abstiendrons
de toute réfutation. »

Enfin, en faveur de notre opinion sur la cause productrice du céphalæmatome, nous allons citer quelques
exemples de ces tumeurs survenues chez des enfants
ou même des adultes, à la suite de contusions des téguments du crâne. Et d'abord, celles de Malaval, in-

[1] Bouchut; Mémoire sur le choléra des femmes enceintes.
(Gazette médicale, 1849.)
[2] Tarnier; Nouveau diction. de médec. et de chirurg. pratiq.,
tom. VI, pag. 669.

2

sérées dans les *Mémoires de l'Académie de chirurgie* [1].

Un garçon est frappé d'un coup de bâton sur le sommet de la tête, il s'y forme une tumeur du volume d'un gros œuf de poule. Malaval l'ouvre. Le crâne se trouve découvert dans toute l'étendue de la tumeur, et le péricrâne qui en est séparé est incisé avec les téguments auxquels il est intimement attaché.

Un enfant de cinq ans tombe sur la tête ; il se fait une tumeur de la grosseur d'un œuf sur le pariétal droit. A l'ouverture de cette tumeur, il sort du sang épanché sous le péricrâne, et l'os se trouve, comme dans l'observation précédente, découvert dans toute l'étendue de la tumeur.

Ne sont-ce pas là de véritables céphalæmatomes ? dirons-nous avec M. le professeur Pajot [2].

M. Tarnier, qui, comme nous, partage l'avis de M. le professeur Depaul sur l'étiologie du céphalæmatome, dit avoir vu un enfant qui, treize mois après sa naissance, présenta sur le pariétal droit une tumeur fluctuante avec bourrelet osseux [3].

Nous-même, pendant que nous étions interne à l'Hôtel-Dieu Saint-Éloi, avons vu sur un enfant de onze mois qu'on nous amena de Clermont (Hérault), un céphalæmatome développé après une chute sur la

---

[1] Mém. de l'Académie de chirurgie, tom. I, pag. 207 et suiv.
[2] Pajot, *op. cit.*, pag. 28.
[3] Tarnier, *loc. cit.*, pag. 666.

tête. M. le professeur Dumas, que nous priâmes de voir ce petit malade, confirma notre diagnostic.

Le 20 mai 1865, cet enfant fit une chute et se heurta la tête contre le pied de son berceau. Il pleura beaucoup, mais fut vite consolé. Aucune bosse ne parut au moment même.

Le lendemain, vers le milieu du pariétal droit, se montra une petite tumeur fluctuante, grosse comme une noisette, dont le volume augmenta ensuite progressivement. La coloration de la peau resta tout le temps normale. On la couvrit de compresses imbibées d'eau salée et puis de vin.

Le 23, un médecin fut consulté et conseilla l'application de 4 sangsues sur la tumeur.

Le 24, il prescrivit l'application de compresses trempées dans l'eau blanche. La tumeur continua à augmenter de volume.

Le 26, une ponction à la lancette fut pratiquée. Il s'écoula deux ou trois grandes cuillerées de sang liquide rouge, semblable à celui qui sort d'une veine. Besoin fut d'appliquer sur l'ouverture une plaque d'amadou, et d'exercer une légère compression pour arrêter cet écoulement sanguin, quand la tumeur parut vidée.

Le 27, application de cataplasmes.

Le 28, nous vîmes ce malade pour la première fois. La tumeur s'était reformée. Elle avait le volume d'un gros chinois; elle était surbaissée. Fluctuante au centre, elle présentait à la périphérie un bourrelet osseux très-évident. Nous la couvrîmes d'une couche de collodion pur.

Le 31, elle était presque complètement affaissée, il y avait un vide, dont la palpation donnait une sensation très-nette, entre sa face externe et la couche de l'emplastique. Nous enlevâmes cette dernière, devenue inefficace, et nous fîmes une seconde application du même topique.

Le 4 juin, nous vîmes le petit malade, mais le pansement ne fut pas renouvelé. La couche de collodion était intacte, pas notablement froncée.

Le 7, cette couche d'emplastique, détruite sur plusieurs points, fut totalement enlevée. La tumeur avait complétement disparu. Par précaution, nous fîmes un troisième badigeonnage au collodion.

Le 11, nous vîmes l'enfant pour la dernière fois ; l'emplastique, qui tenait à peine, fut entièrement enlevé. La guérison était complète.

Depuis quelques années on cite plusieurs faits analogues. Du reste, suivant M. le professeur Nélaton [1], les épanchements de sang qui suivent la contusion des téguments du crâne, se font le plus souvent entre l'os et le péricrâne.

Quoique nous ne partagions pas absolument cette manière de voir, il nous semble qu'on ne peut refuser aux contractions utérines, qui poussent la tête du fœtus à travers une véritable filière, la puissance de déterminer une contusion assez forte pour produire l'épanchement du sang sous le péricrâne, d'autant que le crâne du nouveau-né présente des conditions anatomiques spéciales très-favorables à l'hémorrhagie. D'ailleurs, il ne faut pas, bien certainement, que le péricrâne soit décollé sur une large surface pour qu'il y ait production d'un céphalæmatome. Un faible dé-

[1] Nélaton ; Éléments de pathologie chirurgicale, tom. II, pag. 546.

collement est suivi de la formation d'un petit foyer hémorrhagique ; mais ce décollement augmente bien vite d'étendue par l'extravasation de nouvelles quantités de sang, extravasation qui se fait lorsque l'enfant crie, parce que le sang primitivement épanché n'est pas coagulé, et que, dans l'espèce, les vaisseaux restent béants. Or, dans ces moments, la circulation en retour de l'extrémité céphalique se trouve notablement gênée, et le sang veineux distend démesurément les canaux qui le contiennent.

Le décollement du péricrâne ne devient impossible que lorsque le travail de réparation, si actif, d'ailleurs, chez les enfants (prolifération des cellules de la couche profonde du périoste, formation du bourrelet osseux), est assez avancé.

Au point de vue étiologique, l'analogie nous paraît donc complète entre le céphalæmatome et les tumeurs hématiques qui suivent les contusions au second degré.

Les symptômes, les lésions sont aussi à peu près identiques dans les deux cas. L'existence du bourrelet osseux, que quelques auteurs avaient niée, ne voyant dans ce rebord saillant qu'un dépôt plastique résultant de l'organisation des caillots sanguins, ne peut plus aujourd'hui être révoquée en doute [1]. Des nécropsies

---

[1] La quantité de fibrine que contiennent les caillots de sang n'est pas suffisante pour fournir tous les matériaux de ce travail réparateur. Ces dépôts plastiques observés à la périphérie des

nombreuses ont montré cet anneau osseux, et la prolifération très-active des cellules de la couche profonde
du périoste (blastème sous-périostal d'Ollier) rend
très-bien compte de sa production. Ainsi, cette particularité que le péricrânæmatome présente dans sa
constitution, est l'effet nécessaire, inévitable du siége
qu'occupe cette collection sanguine. Du reste, ce sang
épanché sous le péricrâne peut subir les mêmes mo-
difications que dans toutes les autres tumeurs hématiques, et, comme dans ces dernières, il est contenu
dans un kyste de nouvelle formation, quand le céphalæmatome date déjà de quelque temps.

Enfin, la tumeur des nouveau-nés dont il est question dans ce travail, livrée à sa marche naturelle, peut
se terminer, comme tous les autres hématomes, par
résolution, ou par inflammation et suppuration, en
donnant lieu à un phlegmon hématique dont la gravité
est plus grande dans l'espèce, à cause même du siége
de la lésion.

C'est donc vers la résolution que doivent tendre tous
les efforts du chirurgien, et on a de la peine à comprendre comment il a pu venir à l'idée de quelques-
uns de provoquer, dans un but curateur, la suppura-

foyers sanguins, et dont l'accroissement est concentrique, sont
toujours le résultat d'une prolifération des cellules du tissu
conjonctif ambiant.

tion du foyer sanguin qui constitue le céphalæmatome,
alors que, dans toute autre accumulation de sang après
contusion, on cherche à obtenir la résorption du sang
épanché.

Ne voyons-nous pas Champion ( de Bar-le-Duc )
conseiller de rompre par une pression brusque les
parois des kystes hématiques, pour ramener les dépôts
sanguins à l'état d'infiltration ? Ne voyons-nous pas
A. Bérard proposer, dans le même but, quand la
membrane kystique résiste à la compression brusque,
les incisions multiples de cette poche cellulo-fibreuse
par la méthode sous-cutanée ?

Sans doute ces méthodes ne sont point applicables
au traitement du céphalæmatome, pour des raisons que
nous dirons bientôt, faciles à comprendre d'ailleurs ;
mais toutes ces tentatives des chirurgiens dans la thé-
rapie des hématomes témoignent bien qu'il n'est pas
sans danger de donner libre accès à l'air, au fond de
ces foyers sanguins ; il faut craindre les résultats de
l'inflammation. On ne peut conséquemment pratiquer
d'emblée, sans aucune crainte, une large incision sur
le péricrânæmatome, comme le veulent Nœgelé, Hœré,
Burchard, Bouchut.... N'a-t-on pas à redouter l'érysipèle ? ne doit-on pas sérieusement considérer la
présence de l'os sous-jacent ? n'a-t-on pas à craindre
l'inflammation, l'ulcération, la nécrose de cet os, et,
pis encore, un accident plus immédiat, l'inflammation
des méninges ? ne voit-on pas un érysipèle de la face,

du cuir chevelu, une otite, une parotidite même, se terminer par méningite (inflammation de voisinage; Gerdy[1])?

C'est donc, répétons-le, la résolution que doit chercher à obtenir le chirurgien appelé à traiter un céphalæmatome. Quels sont les moyens pour atteindre ce résultat?

L'expectation seule, l'usage des révulsifs, la compression.

Examinons successivement la valeur de ces trois manières d'arriver à la résolution de l'hématome sous-péricrânien.

*Expectation.*— La résolution, ce mode de terminaison de tous le plus favorable, qui ne fait courir aucun danger au jeune malade, peut être spontanée, si la tumeur est d'un petit volume. L'organisme, en vertu de son activité propre, peut reprendre par les voies de l'absorption le sang épanché, et la tumeur disparaît alors peu à peu, en trois ou quatre semaines, sans nulle intervention du chirurgien.

Cette terminaison heureuse, très-fréquente il faut le reconnaître, a depuis longtemps fait réfléchir les obser-

[1] Nous avons vu un malade de la clinique chirurgicale, affecté d'otite avec perforation de la membrane du tympan, mourir d'une méningite à début insidieux. — J'ai vu aussi un malade de mon père, atteint de parotidite avec inflammation du tissu conjonctif ambiant, mourir de méningite. Le D^r Lacroix (de Béziers) a vu ce malade.

vateurs, qui voyaient les dangers des méthodes thérapeutiques énergiques intempestives. Aussi les anciens
avaient-ils opté pour l'expectation dans le traitement du
céphalæmatome, et ils s'en trouvaient bien. Burchard
lui doit huit succès. Cependant il préfère l'incision,
généralement adoptée aujourd'hui, sur l'autorité de
Nœgelé, Hœré. à cause du temps souvent assez considérable que met la tumeur à se résoudre, et des
dangers d'inflammation et de suppuration ultérieures
auxquels est exposé l'enfant; comme si cette opération
ne pouvait à elle seule déterminer ces terribles accidents. Aussi, tout récemment (1863), M. Seux a-t-il
adopté l'expectation dans tous les cas de céphalæmatome.

Convaincu de l'inanité des résolutifs, de l'impossibilité d'exercer sur la tumeur une compression efficace,
sans danger, des accidents graves que peuvent produire les caustiques, le séton, l'incision ; voyant, d'un
autre côté, la résorption de vastes foyers sanguins
s'opérer spontanément et le périoste travailler, dans
l'espèce, à réparer la lésion, le chirurgien de Marseille
résolut d'abandonner complètement à la nature le premier céphalæmatome qui se présenterait à son observation. Le succès l'encouragea à ne jamais s'écarter de
cette conduite. Il fournit, à l'appui de son opinion, dix-
huit faits qu'il a attentivement observés. Mais si l'on
examine ces dix-huit observations, on constate que la
guérison n'a eu lieu le plus souvent qu'après six semai-

nes et quelquefois plus tard. Quand elle s'est opérée plus tôt, la tumeur était peu étendue ou peu saillante.

Dans la marche naturelle du péricrânæmatome, on peut distinguer, en effet, trois périodes assez bien tranchées : une première d'accroissement, qui dure de sept à neuf jours, suivant Burchard; une deuxième d'état ou d'apogée, qui dure en moyenne vingt et un jours, d'après le même auteur; une troisième, enfin, de décroissance, qui varie avec le degré d'activité fonctionnelle des sujets. En définitive, la guérison complète ne se fait, suivant l'accoucheur de Breslau, qu'en sept ou neuf semaines.

C'est, avons-nous dit, cette lenteur du travail de la nature qui a été cause de la préférence que l'on a généralement accordée à l'incision. Certes s'il n'y avait pas d'autre moyen que l'expectation pour obtenir la résorption du sang épanché sous le péricrâne, nous serions complètement de l'avis de M. Seux. Comme lui nous croyons aux dangers de l'incision, et nous préférerions à cette opération l'expectation pure et simple. Mais la matière médicale nous fournit des agents qui, sans être d'une efficacité incontestable, peuvent bien avoir leur utilité dans quelque cas; et parmi les moyens thérapeutiques dont la chirurgie dispose, nous en trouvons un d'une grande puissance, s'il est convenablement appliqué ; nous voulons dire la compression, sur laquelle nous fixerons plus particulièrement notre attention. Mais avant, un mot sur les topiques dits résolutifs.

*Résolutifs.* — Ces moyens, prônés par Chélius et Burchard, ont eu des détracteurs dans Michaëlis, Carus, Klein, Osiander et Nœgelé. Cependant la plupart des praticiens les conseillent encore aujourd'hui. On les a employés, soit à l'état liquide, soit à l'état de pommade, soit à l'état solide.

Le vin, le vinaigre, l'eau de vie simple ou camphrée, le chlorhydrate d'ammoniaque, le chlorure de sodium, le sous-acétate de plomb, en solutions plus ou moins concentrées, ont été souvent mis en usage, et la guérison s'est opérée.

Les pommades mercurielles, à l'iodure de potassium, de plomb, comptent aussi, dit-on, quelques succès. Les sachets contenant ces mêmes substances en poudre interposée entre des cardes de coton, ou des plantes aromatiques grossièrement pulverisées, paraissent encore avoir eu quelque efficacité.

L'infusion vineuse d'espèces aromatiques ou de roses de Provins a généralement obtenu la préférence. P. Dubois doit un succès à ce topique aiguisé avec de l'alcool camphré [1]. Dans ce cas, le camphre n'a pas eu sur la mère de l'enfant les inconvénients que lui attribuaient gratuitement Siébold, Hœré...... Il n'a nullement diminué la sécrétion laiteuse. C'est qu'en effet il est bien difficile de trouver dans le camphre un anti-laiteux. Les médicaments ainsi appelés n'agissent

---

[1] Gazette des hôpitaux, 20 mai 1841.

qu'indirectement sur la glande mammaire, en poussant aux selles, aux sueurs ou aux urines.

Vogler [1] s'est bien trouvé des applications de la solution suivante :

| | |
|---|---|
| Chlorhydrate d'ammoniaque. | 15 à 30 gram. |
| Alcool................. | 60 gram. |
| Eau................... | 120 à 150 gram. |

Mais il reconnaît que le traitement doit être continué de trois à six semaines.

Le Dr Martinenq [2] ( de la Seyne ) se déclare grand partisan de l'iodure de potassium, auquel il attribue la guérison d'un céphalæmatome très-considérable qu'il a eu à traiter. La tumeur occupait toute la portion squammeuse du temporal et tout le pariétal droit. Elle était parvenue à avoir 10 à 12 centim. de bas en haut, et 7 à 8 d'avant en arrière. Notons, en passant, qu'il est dit dans cette observation que la tête de l'enfant avait subi une forte compression pendant l'accouchement. Des applications résolutives diverses faites pendant une semaine n'avaient produit aucun bon effet. La maladie datait de quinze jours, lorsque, sur le conseil d'un chirurgien de la marine de Toulon, qui d'abord s'était mépris sur la nature de la tumeur, on employa successivement, mais en vain, l'eau blanche, les cataplasmes astringents, le gros vin, le vi-

---

[1] Gazette des hôpitaux, 14 février 1846.
[2] Union médicale, 18 septembre 1849.

naigre, l'alcool camphré, l'hydrochlorate d'ammoniaque.

Ces moyens n'ayant pas mieux réussi que ceux qu'avait mis en usage, de son propre mouvement, la mère du petit malade, M. Martinenq, guidé par les succès de la pommade hydriodatée dans les cas d'hygroma du genou, eut l'idée de s'en servir. Il prescrivit donc :

> Axonge................ 30 gram.
> Iodure de potassium..... 4 à 8 gram.
> Mêlez.

Après chaque friction, un cataplasme froid, arrosé d'eau blanche, était appliqué sur la tumeur.

Mais il ne fallut pas moins de deux mois de ce traitement pour obtenir la résorption complète du céphalæmatome, qui avait duré en tout quatre mois.

L'honneur de cette cure doit-il être attribué à l'iodure de potassium, comme le pense M. Martinenq? Le temps seul n'a-t-il pas suffi pour amener la guérison? Cette dernière explication nous paraît se rapprocher beaucoup plus de la vérité que la première.

M. le professeur Pajot [1] prône beaucoup les applications froides faites dès les premiers jours de l'apparition du céphalæmatome, en prenant toutes les précautions nécessaires pour éviter le développement des phlegmasies thoraciques. Cette manière de procéder lui paraît très-rationnelle pour s'opposer à l'hémor-

---

[1] Pajot, *op. cit.*, pag. 38.

rhagie, qui, dans ces cas, continue à se faire sous le péricrâne. Il propose de combiner ce moyen avec la compression. « C'est, dit-il, un traitement dont l'utilité ne saurait être contestée, quand le céphalæmatome semble être encore à sa période de développement.»

Pour cet habile accoucheur, la compression n'est qu'accessoire. Nous verrons bientôt ce qu'il pense de ce dernier moyen et ce qu'il faut en penser.

Si nous considérons maintenant la longue durée du traitement du céphalæmatome par les résolutifs, nous ne tarderons pas à nous convaincre de l'insuffisance de ces moyens, et nous verrons bientôt qu'à l'activité propre de l'organisme peuvent être rapportés tous ces cas de guérison.

Burchard, qui a employé vingt-six fois les résolutifs ( essence de serpolet mêlée au baume noir du Pérou, ou l'onguent mercuriel ammoniacal ), n'a jamais observé la guérison avant la troisième ou quatrième semaine. Nous avons vu que Vogler a dû faire continuer les applications de la solution de chlorure ammonique pendant cinq ou six semaines, et que M. Martinenq a dû continuer plus longtemps encore les frictions iodurées.

Que peuvent, en effet, tous ces topiques à travers le cuir chevelu et une double enveloppe fibreuse ( aponévrose occipito-frontale et périoste ) au moins ? Trop faibles, ils sont inactifs; trop concentrés ou trop énergiques, ils peuvent produire une irritation, une

inflammation plus ou moins vive de la peau, suscep-
tible de se propager dans l'intérieur du foyer hémorrhagique sous-péricrânien, et même aux méninges.
Ils ne peuvent donc convenir qu'au traitement des
céphalæmatomes de petit volume ; et même, le seul
avantage que nous leur reconnaissions dans ces cas.
est de faire prendre patience aux parents du petit
malade.

Quelque inoffensifs que soient ces moyens , nous
leur préférerons toujours le mode de traitement adopté
par M. le professeur Dumas, qui est d'une application si facile, qui n'est pas plus dangereux que les
résolutifs, et qui a le très-grand avantage, quand il
est mis en usage dès le début du mal, d'empêcher
l'accroissement de la tumeur par la compression efficace qu'il exerce. L'utilité incontestable que M. le
professeur Pajot reconnaît aux topiques froids com-
binés avec la compression, quand le céphalæmatome
est encore à sa période de développement, nous paraît
devoir être rapportée à la compression.

*Compression.* — La compression, que les anciens
chirurgiens avaient oublié de ranger parmi les formes
de la synthèse chirurgicale, et que M. le professeur
Courty [1] appelle *synthèse de condensation* , joue, on

[1] Courty; Leçons orales de médecine opératoire; cours de
1860-1861. Nous étions à cette époque aide-d'anatomie, et nous

le sait, un très-grand rôle en thérapeutique chirurgicale.

Eu égard aux indications qu'elle peut remplir ,
M. Chassaignac[1] en admet six espèces : 1° *compression annihilante ; 2° compression résorbante ; 3° compression oblitérante ; 4° compression résolutive ; 5°
compression contentive ; 6° compression sédative ou
anesthésique.*

Toutes ces épithètes indiquent suffisamment les divers
résultats que peut obtenir le chirurgien à l'aide de la compression. Comme le fait observer très–judicieusement
notre ami et ancien collègue d'internat M. le Dr Gayraud[2], agrégé de la Faculté , on pourrait ajouter aux
espèces admises par M. Chassaignac la *compression
expulsive,* ayant pour but de faciliter ou de provoquer
la sortie du pus d'un abcès.

Loin de nous la prétention de critiquer les divisions
établies par M. Chassaignac. Il nous semble pourtant
que les compressions annihilante, résorbante, résolutive pourraient être réunies dans un même groupe ,
car toutes ces compressions ont un seul et même but,
la diminution du volume des parties, qu'il faille atro-

preparions le cours de médecine opératoire de M. le professeur Courty.

[1] Chassaignac; Traité d'opérat. chirurg. Paris, 1861, tom. I,
pag. 202.

[2] Gayraud; Des perfectionnements récents de la synthèse
chirurgicale. (Thèse de concours pour l'agrégation. Montpellier,
1866, pag. 29. )

phier une tumeur, faciliter la résorption d'un liquide épanché ou infiltré, hâter la résolution d'un engorgement inflammatoire. Le processus physiologique qui conduit à ces trois résultats ne change pas. C'est toujours par absorption que disparaissent une tumeur, (quand la chose est possible), le sang ou la sérosité épanchés ou infiltrés, les produits plastiques de l'inflammation, c'est-à-dire les produits de la prolifération des cellules du tissu conjonctif.

Quoi qu'il en soit, la compression est un moyen dont la chirurgie avait trop négligé l'emploi jusqu'à une époque très-rapprochée de nous. Sans doute, comme tous les moyens vraiment utiles, elle a rencontré des chirurgiens qui en ont exagéré la valeur et qui ont nui à sa généralisation en dénaturant son emploi ; mais on ne peut contester son efficacité pour hâter la résolution de tous les épanchements. Tous les chirurgiens la recommandent dans ces circonstances, et M. le professeur Velpeau en fait les plus grandes éloges. Cependant elle n'a pas été généralement acceptée, jusqu'à ce jour, comme méthode de traitement du céphalæmatome, bien que tous les chirurgiens qui se sont occupés de ce point de thérapeutique externe aient compris tous les avantages quelle pourrait rendre. Il leur manquait le moyen de l'exercer d'une manière convenable.

Ils redoutaient, et ils n'avaient pas tort, les effets d'une compression énergique sur la crâne d'un nouveau-

3

né. Les accidents cérébraux, les convulsions, auxquels avaient succombé deux enfants, sur quatre atteints de céphalæmatome, que Burchard[1] avait traités par la compression, les effrayaient. D'un autre côté, ils trouvaient insuffisante, et par suite inutile, la compression pratiquée comme ils la faisaient, avec des compresses ou des fragments d'agaric placés sous un bonnet étroit. Cependant Chélius[2] affirme qu'il connaît des cas où la compression exercée avec une compresse et un bon serre-tête, a fait disparaître des céphalæmatomes qui avaient résisté à tous les autres moyens. Henschel, suivant M. Velpeau, remplaçait la compresse par une petite plaque d'étain, et il avait aussi des succès.

» Il serait plus logique, dit M. Seux, de compter sur elle que sur les résolutifs ; seulement il est presque impossible de l'exercer convenablement sur les os flexibles du nouveau-né, qui, le plus souvent d'ailleurs, n'a pu la supporter[3]. »

M. le professeur Nélaton[4] reconnaît aussi les avantages de la compression, et la déclare plus efficace que les résolutifs ; mais « elle peut, dit-il, faire suppurer la tumeur. » Cette crainte, comme nous le verrons bientôt, est exagérée.

---

[1] Burchard, *loc. cit.*, pag. 330. — Il n'indique pas l'appareil compressif qu'il a employé.

[2] Chélius ; Traité de chirurgie, trad. de Pigné. Paris, 1844, tom. II, pag. III.

[3] Seux, *op. cit.*, pag. 43.

[4] Nélaton, *loc. cit.*, pag. 619.

Cette méthode, au contraire, paraît à M. le professeur Pajot[1] « peu applicable au traitement du céphalæmatome ». Les deux succès que Burchard a obtenus par la compression, sont pour lui deux guérisons spontanées par l'effet du temps. Voici, du reste, comment s'exprime le professeur d'accouchements de Paris, à l'égard de ce mode de traitement du céphalæmatome :

« La compression, moyen si efficace de hâter la résolution de tous les épanchements;.... la compression, comme il faudrait la faire pour être utile, est bien difficile à appliquer dans le cas dont il s'agit, sur un crâne dont les pièces sont encore mobiles comme celui du fœtus, où la compression de la tumeur ne s'obtiendra qu'en comprimant en même temps la boîte élastique qui la supporte. Cette méthode de résolution doit être employée avec une très-grande circonspection. En disant que par son emploi on empêcherait le sang de s'épancher, la tumeur de s'accroître, les inconvénients des fomentations et les douleurs de l'incision, Hœré a prouvé qu'il comprenait parfaitement des indications malheureusement plus faciles à poser qu'à remplir. Bien que pénétré, comme je le suis, de tous les avantages de la compression dans les épanchements en général, je ferai remarquer qu'au point de vue de la résolution, les conditions mêmes de l'existence du céphalæmatome s'opposent en partie à

[1] Pajot, *op. cit.*, pag. 39.

son efficacité, ce dont on sera convaincu, si l'on veut bien accepter ce que j'en ai dit à l'article *pronostic* [1]. »

D'après cet auteur, en effet, tout le danger est dans l'espèce de tissu où l'épanchement de sang se trouve. Entre le périoste et l'os, l'activité vitale est peu énergique, la résorption y est difficile, l'épanchement ne peut se répandre, s'infiltrer, sans augmenter le décollement du périoste, et le séjour du sang sur l'os peut causer la carie, la nécrose, la perforation même de la boîte crânienne.

Il nous semble que le professeur de Paris s'est un peu exagéré le danger du céphalæmatome. Entre le périoste et l'os, l'activité vitale n'est pas peu énergique ; la prolifération active des cellules du tissu conjonctif sous-périostal, la formation rapide du bourrelet osseux, témoignent suffisamment de cette activité vitale.

Le mode de compression imaginé par M. le professeur Dumas n'est pas assez puissant, assez brusque, pour transformer une contusion au second degré en une contusion au premier degré, en une infiltration sanguine. S'il agissait ainsi, il aurait le grave inconvénient que signale M. Pajot, d'augmenter le décollement du périoste. C'est ce qu'a très-bien compris notre excellent Maître : la compression qu'il exerce par l'application du collodion est une compression

[1] Pajot, *op. cit.*, pag. 39.

douce, modérée, régulière, continue, et suffisante pour empêcher le céphalæmatome de s'accroître et pour hâter la résolution. Elle ne peut produire les fâcheux effets d'une compression énergique sur la boîte crânienne d'un nouveau-né ; elle est, de plus, incontestablement efficace. Laissons parler les faits.

Et d'abord, l'observation du petit malade sur lequel le savant professeur d'accouchements de cette Faculté s'est servi pour la première fois du collodion. Nous verrons comment l'habile accoucheur dont nous nous félicitons d'être l'élève, a été amené à faire choix de ce mode d'intervention, auquel personne n'avait encore songé. Dans ce cas, une ponction préalable fut faite, mais cette circonstance n'infirme en rien le résultat obtenu. D'ailleurs, nous ferons suivre cette observation de quelques autres dans lesquelles on verra les applications de collodion faites d'emblée donner un résultat tout aussi avantageux. D'ailleurs encore, disons-le par anticipation, la ponction ou l'incision sont quelquefois indiquées avant l'application du collodion, et ce premier cas était un de ceux qui réclament ce mode d'intervention préalable.

Femme de Frontignan. Deux premières grossesses suivies d'avortement à deux mois et demi. La troisième a suivi sa marche sans accident d'aucun genre et s'est terminée par un accouchement dont la durée a été de vingt-sept heures. La rupture de la poche des eaux eut lieu à neuf heures du matin, après vingt-six heures de travail, et une heure après l'enfant fut expulsé. S'il faut en croire la mère, cet enfant portait, au moment de sa naissance, sur le côté droit de la tête, une petite tumeur grosse comme une noisette.

Vingt-trois jours après, quand M. le professeur Dumas vit cet enfant pour la première fois, tout le côté droit du crâne était occupé par une tumeur longue de 12 centimètres d'avant en arrière, haute de 10, épaisse de 5. Très-nettement limitée dans sa partie supérieure, où elle s'arrête brusquement à la suture sagittale, elle s'étend en avant et en arrière de l'oreille, jusqu'à l'arcade zygomatique dans le premier sens, et dans le second jusqu'à la base de l'apophyse mastoïde. En avant elle est limitée par un bord ondulé qui, partant de la fontanelle antérieure, s'étend jusqu'à la bosse frontale droite et s'incurve en arrière de l'apophyse orbitaire externe du même côté. La suture occipito-pariétale droite en limite le bord postérieur.

Loin d'être régulièrement et uniformément arrondie, la tumeur est comme divisée en quatre lobes, deux supérieurs et deux inférieurs. Ces deux derniers : l'un mastoïdien, l'autre zygomatique, sont séparés des deux premiers par une sorte de dépression assez mal limitée, qui affecte dans son ensemble une direction antéro-postérieure, à 2 centimètres environ au-dessus du pavillon de l'oreille. Les deux lobes supérieurs, beaucoup plus volumineux que les précédents, sont séparés dans le sens vertical par une seconde dépression, coupant la première à angle droit ou à peu près. De ces deux lobes, celui qui correspond à l'angle postérieur et supérieur du pariétal est plus volumineux que l'antérieur.

Au moment de l'examen, la tumeur est tendue, chaude : ses parois paraissent sensiblement amincies vers le point le plus saillant du lobe antérieur et supérieur ; du reste elle est complètement indolore, rénitente. La compression n'amène aucun changement dans sa forme, ni aucun trouble dans les fonctions de l'encéphale. Les doigts, appliqués sur deux points éloignés de la tumeur, donnent la sensation d'un liquide dense. La base de la tumeur offre, enfin, sur certains points, cette espèce de bord dur et résistant qui constitue le bourrelet osseux.

La position de cette tumeur et les divers caractères ci-dessus énoncés qu'elle présentait, ne pouvaient laisser de doute sur sa nature, et M. le professeur Dumas diagnostiqua un céphalæmatome. Pour corroborer cette manière de voir, et, plus encore, pour prévenir une inflammation et une rupture imminentes, que pouvaient faire pressentir la chaleur et l'amincissement du point culminant de la tumeur, une ponction avec un très-petit trocart fut pratiquée, et il s'écoula par la canule cinq cuillerées à bouche d'un sang noir, parfaitement liquide, dont les globules examinés au microscope paraissent dans un état d'intégrité parfaite. Nous avons pu nous-même voir ces globules sans aucune altération, apparente du moins.

Ajournant toute tentative ultérieure au lendemain, M. le professeur Dumas ne fut pas peu étonné de voir la tumeur revenue au même volume que la veille. Sa tension était toutefois un peu moindre, et la chaleur nulle. Les réflexions auxquelles il s'était livré depuis son premier examen lui ayant fait considérer la compression de la tumeur comme le moyen d'intervention le plus efficace, notre Maître se demanda à quel procédé il devait recourir. Tout appareil compresseur pouvait difficilement atteindre le but, par suite de l'impossibilité d'obtenir une compression uniforme sur tous les points de la tumeur ; il était difficile de maintenir l'appareil, quelle que fût d'ailleurs sa perfection, sans exercer sur les parties de l'irritation et peut-être la mortification des tissus. Aussi M. Dumas crut-il trouver dans l'application successive et répétée du collodion le moyen d'obtenir un bon résultat, tout en évitant les dangers indiqués.

_La première application fut faite avec le collodion étendu d'un tiers environ d'huile de ricin. Le badigeonnage, fait à l'aide d'un pinceau de blaireau, s'étendit à 1 centimètre environ en dehors de la tumeur. L'enfant poussa quelques cris, par suite du contact du liquide froid et irritant, mais il se calma peu d'instants après, et sa mère put l'emporter parfaitement tranquille.

Le lendemain, l'enfant avait bien tété et bien dormi, aucun malaise ne s'était manifesté. Un seconde application de collodion fut faite. Elle fut mieux supportée que la veille, la première couche de collodion desséchée rendant moins pénible la nouvelle compression.

Le troisième jour, la tumeur parut surbaissée; la couche de collodion était ridée, par suite de sa rétraction et de son dessèchement. L'enfant ne paraissait nullement souffrir.

· Les applications de collodion furent désormais renouvelées de vingt-quatre heures en vingt-quatre heures, et la tumeur diminuait journellement d'une manière sensible. L'enfant se trouvait toujours dans d'excellentes conditions de santé.

Le sixième jour à partir de la première application, la tumeur avait tellement diminué que la couche de collodion, épaisse de 1 millimètre et demi à 2 millimètres, n'était plus en rapport avec le cuir chevelu; les bords de cette couche étaient même soulevés, et durent être retranchés avec les ciseaux. Cette opération mit à découvert une partie de la tumeur, qui fut immédiatement recouverte d'une nouvelle couche de l'agent compresseur.

Vers le huitième jour, la couche de collodion ne pouvant plus revenir assez sur elle-même pour continuer son action, M. Dumas l'enleva complètement avec des ciseaux. L'opération ne fut pas longue, car le collodion avait détaché une partie des cheveux.

Une nouvelle application de collodion fut faite immédiatement après, et renouvelée tous les deux jours seulement, jusqu'au quinzième, à partir du premier examen. Dès-lors, la

guérison fut complète ; la région occupée par la tumeur ne différait de la région correspondante du côté gauche que par un
peu plus d'épaisseur des parties sous-cutanées.

Du reste, pendant la durée de ce traitement, l'enfant n'a
éprouvé aucun malaise. M. le professeur Dumas a appris, depuis cette époque, qu'il continuait à se bien porter, et que ses
cheveux avaient complètement repoussé.

Cet enfant a été soumis à l'examen des élèves qui
suivaient les conférences cliniques de M. le professeur
Dumas, et tous ceux qui étions présents avons pu
constater les excellents résultats de ce traitement, que
personne n'avait encore employé.

Une particularité qui mérite d'être mentionnée .
vient de nous être annoncée par M. le professeur Dumas,
La mère de cet enfant a accouché de nouveau, il y a
quelques mois à peine, et elle a mis au monde un enfant qui, comme son frère aîné, a eu un cephalæma-
tome. Traitée par M. le Dr Clément (de Frontignan)
avec les applications de collodion, cette tumeur n'a
pas tardé à disparaître [1].

Peu de temps après avoir observé le petit malade
dont nous venons de rapporter l'histoire, M. le professeur Dumas avait encore l'occasion d'expérimenter son
nouveau traitement. Cette fois, les applications de

[1] Nous aurions désiré donner cette observation avec tous les
détails qui s'y rattachent ; mais M. le Dr Clément, que nous
avons prié de nous la communiquer, n'a pas encore répondu à
la lettre que nous lui avons écrite.

collodion furent faites d'emblée, sans ponction ni incision préalables.

Le 7 juin 1862, la nommée B......, déjà mère, accouchait
sans difficulté aucune d'un enfant du sexe masculin, qui, au
moment de la naissance, ne présenta rien d'anormal. L'existence de la tumeur fut constatée le 11 juin seulement.

Vingt et un jours après la naissance, elle occupait toute la
région pariétale droite, depuis la suture lambdoïde jusqu'au
niveau de l'apophyse orbitaire externe. Remontant jusqu'à la
suture sagittale, elle descendait jusqu'à la région mastoïdienne.

Au moment où M. Dumas vit ce petit malade, la tumeur
mesurait 11 centimètres d'avant en arrière et 9 centimètres
de bas en haut. Elle était acuminée, et sa base offrait une
courbe parfaitement régulière.

Les divers caractères de cette tumeur ayant permis à M. le
professeur Dumas de la considérer comme un céphalæmatome,
il eut recours au même moyen qu'il avait déjà mis en usage sur
son premier malade. Seulement, les applications de collodion
furent faites d'emblée, et cette substance fut employée pure,
sans mélange d'huile de ricin. Les particularités signalées dans
l'observation précédente se reproduisirent, et la guérison fut
tout aussi complète.

Bien que le cas suivant ne se rapporte pas à un
céphalæmatome, mais à une simple bosse sanguine due
à la compression exercée par une cuillère de forceps,
nous le consignons ici, pour attester une fois de plus des
bons effets du collodion comme agent compresseur.

Une femme de 57 ans, primipare, réclama les conseils de
M. le professeur Dumas, qui dut la surveiller pendant près de

trois jours, à cause de la lenteur avec laquelle les douleurs se succédaient, et de la résistance des parties. Le troisième jour, à sept heures du soir, croyant à une marche plus régulière, M. Dumas s'installa auprès de la patiente. En effet, le travail semblait prendre une certaine activité. Mais, vers une heure du matin, le ventre, qui depuis la rupture de la poche des eaux était d'un volume convenable, augmenta tout à coup de volume et prit des proportions de plus en plus considérables qui firent pressentir une hémorrhagie interne. La lenteur des contractions s'ajoutant à la complication fâcheuse présumée, et pouvant occasionner plus tard quelque accident, le forceps fut appliqué. Quoique la tête fût profondément descendue dans l'excavation pelvienne, l'application de l'instrument s'accompagna de quelques difficultés, faute d'aides intelligents. Malgré cela, un enfant vivant et bien conformé fut assez promptement extrait.

Huit jours après la naissance, la mère de cet enfant, chez laquelle quelques accidents survenus pendant les relevailles réclamaient des soins plus assidus qu'à l'ordinaire, exprima à M. Dumas des craintes à propos d'une tumeur assez volumineuse, qui depuis la veille ou l'avant - veille s'était développée sur le côté gauche de la tête de sa petite fille.

A l'examen, M. le professeur Dumas constata une tumeur sanguine, située immédiatement au-dessus du pavillon de l'oreille, et s'étendant jusque dans la fosse zygomato-temporale. Cette tumeur, de forme allongée, indolore, légèrement dépressible, occupait une place qui n'est pas celle où siégent habituellement les céphalæmatomes. Elle différait d'ailleurs, dit M. Dumas, par certains caractères, d'un épanchement sous-péricrânien. L'exs travasation sanguine pouvait être rapportée à la contusion de. tissus soumis à l'action compressive de la cuillère du forceps. Cependant, M. Dumas crut devoir soumettre cette tumeur au même traitement qu'il avait adopté pour les deux céphalæma-

tomes qu'il avait eu à traiter, et le résultat fut tout aussi complet, tout aussi satisfaisant[1].

Enfin, voici l'observation que nous avons récueillie
nous-même dans le service de M. le professeur
Dumas, pendant que nous étions interne à la Clinique
d'accouchements.

Honorine R...., âgée de 20 ans, domestique, blonde, lym-
phatique, d'une bonne constitution cependant, enceinte pour
la première fois, entre à la Clinique d'accouchements le 10
novembre 1863. Elle a le bassin normalement conformé. Chez
elle se sont manifestés les troubles nerveux réflexes ordinaires
de la grossesse sans autre accident.

Le 12 décembre, à deux heures de l'après-midi, elle ressent
les premières douleurs de l'enfantement. Elles sont peu vives
et peu fréquentes, et la femme reste jusqu'à huit heures et
demie du soir sans les accuser. A ce moment, le col a perdu

[1] Ces trois observations ont déjà été consignées dans une
bonne thèse sur le *Céphalœmatome*, soutenue à Montpellier, le
26 mai 1863, par M. le Dr Bonsirven (de Briatexte, Tarn). Elles
y sont relatées telles que M. le professeur Dumas les a rédigées
lui-même. C'est là que nous les avons prises, avec l'autorisation
de ce Maître, qui nous avait déjà fourni l'occasion de voir dans
son cabinet le petit malade qui fait le sujet de la première observation. Dans la rédaction de cette observation par M. Dumas
lui-même, il est dit : « La base de la tumeur offre sur certains
points cette espèce de bord dur et résistant, qui n'a été que
trop longtemps considéré comme un rebord osseux.... ». Si nous
nous sommes permis de modifier cette phrase, c'est que nous
savons sûrement que M. le professeur Dumas croit aujourd'hui
que ce bourrelet est bien une production osseuse.

toute sa longueur, il est complètement effacé, très-mou, très-dilatable, dilaté comme une pièce de deux francs.—Présentation du sommet en première position.—Jusqu'alors la marche du travail avait été très-régulière.

Peu après surviennent des douleurs de reins très-fatigantes. La femme devient irritable, elle pleure, se désespère, et l'état des parties ne change pas.

A onze heures, Honorine est mise dans un bain et y reste jusqu'après minuit. Les douleurs de reins se calment, les véritables douleurs se régularisent, elles deviennent franchement intermittentes, et la dilatation du col se fait progressivement. Après le bain elle est aussi grande qu'une pièce de 5 francs.

A deux heures du matin, elle est complète.

A deux heures et demie nous rompons la poche des eaux.

Mais bientôt la lèvre antérieure du col se tuméfie, descend au-devant de la tête de l'enfant, qu'elle coiffe pour ainsi dire, et s'oppose à sa progression. Nous pouvons pourtant la ramener bientôt sans beaucoup de peine au-dessus de l'occiput, à l'aide de l'indicateur plié en crochet.

Cette réduction opérée, le temps de descente s'effectue rapidement; le périnée ramolli par le bain résiste peu, le temps d'extension se fait sans retard, et à cinq heures un enfant du sexe masculin est spontanément expulsé, après quinze ou seize heures de travail environ. Cet enfant porte une énorme bosse séro-sanguinolente ( *caput succedaneum* ) sur l'angle postéro-supérieur du pariétal droit.

La délivrance est naturelle.

Après avoir porté l'accouchée dans son lit, nous procédons, suivant l'usage depuis longtemps établi à la Clinique d'accouchements de Montpellier, à la mensuration des principaux diamètres de la tête de l'enfant, et nous trouvons :

Pour l'occipito-frontal............. 11 centim.
— l'occipito-mentonnier........ 15,50 —
— le bipariétal................. 9,50 —
- - le sous-occipito-bregmatique... 10 —

La longueur totale de l'enfant est de 49 centimètres. Il pèse 3 060 grammes.

Le 16, le quatrième jour après l'accouchement, l'infirmière du service fait remarquer que l'enfant d'Honorine a une bosse sur la tête. Elle est située au point où siégeait le *caput succedaneum*, vers l'angle postéro-supérieur du pariétal droit. Elle est nettement limitée. Son volume égale celui d'un petit œuf de poule. La surface ne présente aucune bossellure. Elle est irréductible, sans battements, elle ne subit aucun mouvement d'élévation et d'abaissement en masse ; la fluctuation y est évidente. L'os sous-jacent est difficilement accessible par la pression ; le bourrelet osseux est très-distinct en avant, il est moins prononcé sur les autres points de la périphérie de la tumeur. Le diagnostic ne pouvait être douteux : il s'agissait bien, dans l'espèce, d'un céphalæmatome.

A l'aide d'un petit compas d'épaisseur, nous avons obtenu pour son diamètre vertical 6 centimètres 50 et pour l'antéro-postérieur 5 seulement. La distance du sommet de la tumeur au sommet de la bosse frontale gauche, prise avec le même instrument, est de 12 centimètres ; la distance du point du pariétal gauche correspondant à peu près au centre de la tumeur, au sommet de la bosse frontale droite, est de 9 centimètres 50; ce qui donne pour l'épaisseur de la tumeur : (12 — 9,50), c'est-à-dire 5 centimètres 50.

Jusqu'au 19 décembre, aucun traitement ne fut mis en usage, la tumeur fut livrée à sa marche naturelle ; M. le professeur Dumas voulait voir ce qu'il adviendrait, et contrôler l'assertion de

M. Seux. Pendant trois ou quatre jours, l'épanchement sanguin augmenta un peu, puis resta stationnaire.

Le 26, le bourrelet osseux était complet. Aucune autre modification ne s'opéra.

Le 29, jour de conférence clinique, la surface de la tumeur et une zone périphérique de 2 centimètres environ étant préalablement rasées, M. le professeur Dumas appliqua lui-même à l'aide d'un petit pinceau, sur ces parties dégarnies de cheveux, devant les élèves qui suivaient sa leçon, une première couche de collodion pur. Il attendit un moment sa dessiccation, appliqua une seconde couche de l'emplastique, et puis une troisième. L'enfant cria un peu, mais il se calma bientôt après. Ce même jour et le suivant, il téta bien, dormit bien, fut tranquille et ne manifesta aucune douleur.

Le surlendemain, la couche de collodion n'était déjà plus en contact avec la surface de la tumeur. L'application des doigts sur cette coque emplastique desséchée et ridée ne laissait aucun doute à cet égard. Une nouvelle couche fut appliquée, sans toucher aux précédentes. L'enfant ne paraissait pas souffrir.

Le 2 janvier, l'appareil ne comprimait plus la tumeur, dont le volume avait considérablement diminué. Il fut complètement enlevé sans aucune difficulté à l'aide de ciseaux mousses et d'un simple couteau à papier. L'enfant témoignait par ses pleurs un peu de douleur pendant cette petite opération. Le même appareil fut de nouveau appliqué, et le petit baby se consola vite.

Le 7, il fallut encore enlever le nouvel appareil, qui n'avait plus d'action compressive sur la tumeur. Elle avait presque complètement disparu, les téguments étaient au même niveau que l'anneau osseux, qui s'était assez notablement rétréci. — Ce jour-là, au moment où nous pansions cet enfant, nous fûmes appelé auprès d'un malade du service de M. le Dr Pastureau, alors médecin principal à Saint-Éloi, et nous ajournâmes à l'après-midi l'application du collodion. Le soir, nous oubliâmes de revoir le petit malade.—C'est une faute, sans doute, mais elle a eu son côté utile : elle nous a bien prouvé l'efficacité du collodion comme agent de compression. Quel ne fut pas, en effet, notre étonnement de retrouver, le lendemain, le céphalæmatome revenu presque à ses dimensions premières ! Un nouvel épanchement sanguin s'était fait. Nous appliquâmes alors sans retard deux ou trois couches de l'emplastique, qui fut laissé en place jusqu'au 13 janvier.

Ce jour-là il fallut, à cause de la diminution de l'épanchement et de l'action nulle qu'exerçait sur lui la couche de collodion desséché, enlever cet appareil, qui fut à l'instant même renouvelé. La peau était ridée, tout le sang résorbé; il ne restait à la surface du pariétal droit qu'une légère dépression produite par la saillie du cercle osseux, dépression tout au plus égale à celle d'une pièce de 2 francs.

Jusqu'au 20, l'appareil ne fut plus touché. Il fut alors définitivement enlevé. A la place occupée par le péricrânæmatome, il ne restait qu'une petite tuméfaction profonde, due probablement à l'épaississement du périoste; la peau était légèrement excoriée. La raison de ce petit accident, sans importance aucune, est facile à trouver : l'enlèvement du premier appareil n'avait présenté aucune difficulté, la première couche de collodion desséchée n'adhérait presque pas à la peau ; mais il n'en fut pas de même pour les pansements ultérieurs; les cheveux s'étaient reproduits, et leurs petites pousses avaient été comprises dans l'épaisseur même de la couche de l'emplastique ; aussi avaient-elles été tiraillées et même arrachées avec quelques petites lamelles épidermiques. Pour éviter ce petit inconvénient, M. le professeur Dumas ne fait plus raser maintenant la surface du céphalæmatome avant d'appliquer le collodion. Sans doute la chute des cheveux sur les points badigeonnés est la règle, mais ils repoussent vite après la cessation du remède.

Du reste, les excoriations du petit malade dont il est ici

question, pansées avec un linge fin enduit de cérat, ont été complètement guéries au bout de quelques jours.

Le 25 février, Honorine et son enfant quittaient l'hôpital bien portants.

Un an après environ, M. le professeur Dumas avait encore l'occasion d'appliquer son nouveau traitement du céphalæmatome sur l'enfant de M^{me} X..., rue du Cannau, et sur l'enfant d'une dame russe qu'il avait accouchée, rue Barthez. Nous avons pu nous-même constater encore, dans ces deux cas, les bons effets du collodion, sans ponction ni incision préalables. Notre Maître, en effet, sachant que ce point de thérapeutique chirurgicale nous intéressait, a eu l'extrême obligeance de nous conduire auprès de ces deux petits malades.

En ajoutant à ces dernières observations celle du jeune enfant qui nous fut amené de Clermont-l'Hérault, et que nous avons déjà rapportée, plus celle qu'a pu recueillir récemment M. le D^r Clément (de Frontignan), nous avons un total de 7 céphalæmatomes au moins, traités avec un prompt succès par les applications de collodion. Une seule fois la ponction de la tumeur a été nécessaire. Nous reviendrons, du reste, sur ce cas un peu plus loin, quand nous nous occuperons de ce dernier mode de traitement du céphalæmatome, que recommandent presque tous les chirurgiens de notre temps.

A ces faits, nous aurions pu en ajouter quelques autres, si M. Guinier, professeur-agrégé de cette Faculté, auteur d'un mémoire sur le *Céphalæmatome et sur son traitement curatif par le collodion*, publié récemment dans la *Revue médicale* [1], avait été moins sobre de ses observations. L'auteur de ce travail se contente, en effet, de dire : « *Nous croyons être utile en faisant connaître un procédé fort simple que nous employons depuis plusieurs années, à l'exemple de M. le professeur Dumas ( de Montpellier ) et que nous avons toujours vu réussir. Nous voulons parler du badigeonnage de la tumeur par le collodion* [2]. » Mais il ne cite aucun fait. Ce travail, fort bien fait, du reste, sauf ce qui a rapport au développement des os du crâne, qui se trouve exposé, d'après les vues de Valleix ( 1838 ) , et nullement d'après les données actuelles de l'ostéogénie [3], est le résumé d'une série d'excellentes leçons faites par M. Guinier lui-même, sur le céphalæmatome , dans son *Cours complémentaire sur les maladies des enfants*. Ces leçons, s'il faut

[1] Guinier; Revue médicale, 31 mai 1866, pag. 587 et suiv.

[2] Guinier, *loc. cit.*, pag. 598.

[3] Consulter, pour le développement des os secondaires du crâne , la thèse inaugurale de M. le professeur Rouget ( Paris, 1856 ) , et un mémoire du même auteur inséré dans le *Journal de physiologie* de Brown-Séquard, 1858, tom. 1, pag. 764.— Voir aussi la nouvelle édition des *Éléments d'histologie humaine* de Kölliker, non encore traduite. Leipzig, 1863. — Nous devons à l'obligeance de notre ami le Dr Zochowski, directeur de la maison de Santé du Pont-Saint-Côme, la traduction du chapitre de cet ouvrage afférent à cette question.

en croire M. Guinier, « ont peut-être été le point de départ des recherches intéressantes de M. Bonsirven[1] », dont nous avons déjà cité la thèse inaugurale. Pour nous, au contraire, le travail de M. Guinier a eu peut-être pour point de départ les observations que M. le professeur Dumas a communiquées à M. Bonsirven, et l'observation que nous avons eu la bonne fortune de recueillir pendant notre internat à la Clinique d'accouchements. M. Guinier est venu, en effet, constater par lui-même l'existence du cëphalæmatome de l'enfant d'Honorine, et les bons effets du collodion sur cette tumeur.

Quoi qu'il en soit, on pouvait s'attendre à ces résultats, il fallait seulement avoir l'idée d'employer le collodion dans le traitement du céphalæmatome, et c'est à notre Maître, M. le professeur Dumas, que revient l'honneur de cette heureuse initiative.

Effectivement, le collodion, après l'évaporation de ses principes volatils, forme une espèce de coque solide douée d'une propriété de rétraction très-marquée, qui tire de la circonférence au centre les tissus sur lesquels il est appliqué, les fronce, et devient ainsi un agent de compression douce, uniforme, régulière, éminemment résolutive.

Peut-être le froid causé par l'évaporation de l'éther, qui tient la pyroxiline en dissolution, n'est pas sans influence sur l'action résolutive du collodion. Peut—

---

[1] Guinier, *loc. cit.*, pag. 589.

être aussi l'irritation passagère déterminée par ce topique se trouve favorable pour activer le travail de résorption.

Toujours est-il que, témoins de la compression graduelle et si uniforme que produit sur les parties le collodion en se desséchant, les chirurgiens devaient songer à essayer ce topique à titre d'agent compressif. Les résultats obtenus sont venus confirmer leurs présomptions.

Suivant MM. Trousseau et Pidoux [1], on a mis avec succès à contribution la propriété rétractile et l'action compressive du collodion pour favoriser la résolution d'épanchements sanguins ou lymphatiques récents situés au-dessous de la peau, pour le traitement des varices, pour diminuer les inconvénients du varicocèle récent, et éviter les opérations dangereuses qu'on pratique quelquefois sur cette dernière espèce de varices.

On a dernièrement proposé, dit M. Bouchut [2], un moyen très-ingénieux destiné à remplacer la compression faite avec des bandes ou des bandages dans le traitement de la hernie ombilicale. C'est au Dr Mahy qu'on le doit. « Il consiste à mettre une couche de *collodion pur*, sans addition de térébenthine ou d'huile de ricin, sur la hernie, et à en renouveler l'application

---

[1] Trousseau et Pidoux; Traité de thérap. et de mat. médic., 7e édit., 1862, tom. II, pag. 815.
[2] Bouchut, *op. cit.*, pag. 596.

tous les huit jours, ou dès qu'elle se fendille ou se détruit. Dans un premier cas, la guérison s'est accomplie en six semaines ; et dans un second, publié par M. Pradier, il n'a fallu que douze jours pour l'obtenir. Le collodion resserre la peau en la faisant rentrer dans l'anneau ombilical, et il n'empêche aucun des soins de propreté qu'on donne à l'enfant. »

Ailleurs, le même auteur dit encore : « Le collodion uni à l'huile de ricin peut être employé dans l'hydrocèle congénitale, et le Dr Malik a réussi chez un enfant qui avait une accumulation de sérosité dans la tunique vaginale du cordon et du testicule correspondant. L'application du collodion répétée plusieurs fois parut causer des douleurs assez vives ; l'enfant pleura, fut agité et dormit peu ; cependant il n'y eut pas de fièvre, ni aucun trouble dans les fonctions.

» Dès les premiers jours on remarqua une diminution dans la tumeur, ce qui engagea M. Malik à persister. L'enfant s'habitua peu à peu à la constriction déterminée par le collodion, car il pleura moins et fut moins agité.

» Au bout d'un mois, l'enfant était complètement guéri ; on ne voyait plus aucune trace d'hydrocèle. [1] »

La compression pour amener au contact les parois d'un foyer purulent et favoriser leur adhésion est, on le sait, d'une efficacité incontestable. Elle seule peut

---

[1] Bouchut, *op. cit.*, pag. 652.

triompher dans les cas de foyers anfractueux, où le pus a de la tendance à séjourner. Lorsque l'abcès est seulement sous-cutané, la compression exercée par le collodion est très-suffisante. Pendant notre internat à la clinique d'accouchements, tous les abcès superficiels de la mamelle, une fois ouverts, étaient traités avec succès par M. le professeur Dumas, à l'aide de ce moyen de compression. L'adhérence des deux parois du foyer ne se faisait pas longtemps attendre. Dans sa thèse sur *les phlegmons et les abcès du sein pendant la grossesse et la lactation*, M. le D<sup>r</sup> Bonnery a consigné quelques faits de ce genre qu'il avait observés à la clinique d'accouchements [1].

MM. Robert-Latour et Bonnafont, qui ont préconisé le collodion en applications sur le scrotum des individus affectés d'orchite ou d'épididymite, ont attribué les succès qu'ils ont obtenus aux propriétés antiphlogistiques dont ils douaient ce médicament, d'après leur théorie de l'inflammation ; mais ces succès nous paraissent devoir être plutôt rapportés à la compression uniforme exercée par ce topique sur les parties. On connaît, en effet, les bons résultats que MM. Velpeau et Seutin ont retirés de la compression dans le traitement de l'orchite, le premier en se servant de bandelettes de diachylon, et le second d'une bande ordinaire amidonnée. Néan-

---

[1] Bonnery ; Des phlegmons et des abcès du sein pendant la grossesse et la lactation. (Thèse de Montpellier, 1863.)

moins, quels que soient les éloges donnés à ce dernier moyen par notre ami le D[r] Is. Kawalerski [1], nous ne pouvons nous empêcher de dire que la compression employée pour combattre les phlegmasies aiguës est essentiellement irrationnelle. En effet, la compression naturelle que les tissus fibreux de l'écconomie exercent sur les parties enflammées qu'ils enveloppent, est trop souvent suivie d'accidents pour qu'on puisse recourir à la compression comme agent thérapeutique en pareil cas. Tous les jours on est obligé d'ouvrir des panaris, d'inciser le périteste dans l'orchite parenchymateuse, pour faire cesser les accidents produits par la compression qu'exercent les tissus fibreux.

Il n'en est pas de même, tant s'en faut, dans les cas de phlegmasies chroniques, d'engorgements indolents, quel que soit leur siége. La compression, quand elle est praticable , est un excellent moyen de traitement, et nous voyons tous les jours M. le professeur Courty en retirer les plus grands avantages dans son service de clinique chirurgicale. C'était surtout dans les engorgements froids du testicule que Fricke ( de Hambourg) faisait usage avec beaucoup de succès de la compression à l'aide des bandelettes de Vigo.

Ajoutons enfin que le collodion a été employé étendu en couche épaisse sur toute la verge, pour

---

[1] Is. Kawalerski; Traitement de l'orchite aiguë par la compression au moyen de la bande amidonnée. (Thèse de Montpellier, 1863.)

apaiser, en comprimant cet organe, les érections fati-
gantes dans la blennorrhagie. L'efficacité de ce moyen
pour atteindre dans ces cas le but désiré, nous paraît
plus que douteuse, et nous voudrions la constater pour
y croire.

Quoi qu'il en soit, revenons à notre sujet, dont nous
nous sommes un peu écarté en laissant courir notre
plume sur le papier, et résumons en quelques mots le
mode de traitement du céphalæmatome, tel que l'em-
ploie aujourd'hui M. le professeur Dumas.

A l'aide d'un pinceau de blaireau, on étend une
bonne couche de collodion pur, et non riciné ni téré-
benthiné, pour que la compression soit plus active, sur
toute la tumeur, en ayant soin d'en dépasser la circonférence d'un centimètre environ, au moins. Le lendemain et les jours suivants, on applique de nouvelles
couches de l'emplastique sur les précédentes desséchées,
et on n'enlève la coque solide qui résulte de ces badigeonnages successifs que lorsque la diminution de la
tumeur, d'un côté, et la rétraction incessante du collodion, de l'autre, ont rendu nulle son action compressive. Généralement, c'est vers le cinquième ou le
sixième jour qu'il faut refaire pour la première fois tout
le pansement. A l'aide de ciseaux mousses et de pin-
ces à dissection, on enlève sans peine la calotte de
collodion desséché qui recouvre la tumeur. Pour opérer son décollement sur les points adhérents, on peut

se servir avec avantage d'un couteau à papier. Au besoin, comme nous l'avons fait sur l'enfant de Clermont dont nous avons relaté l'observation, on peut ramollir cette coque solide en la badigeonnant avec un peu d'éther. Quand tout l'emplastique desséché est bien enlevé, il faut immédiatement en appliquer une seconde couche, pour éviter ce qui nous est arrivé chez le petit malade de la clinique d'accouchements, la reproduction de l'épanchement. Puis, on revient aux pansements quotidiens, si besoin est, si la couche de collodion se fendille, et, s'il le faut aussi, au renouvellement complet de l'appareil après quelques jours. Le quinzième jour habituellement, la guérison est complète.

Les excoriations du cuir chevelu qui ont eu lieu chez le petit malade de la clinique, parce que ses cheveux avaient été rasés avant l'application du collodion, ont fait renoncer M. Dumas à cette petite opération préalable.

Le seul inconvénient des applications de collodion sur la tête des enfants est de faire tomber les cheveux sur les points recouverts par le médicament; mais ils ne tardent pas à repousser.

Du reste, les enfants supportent très-bien ces applications, ils poussent quelques cris, par suite du contact du liquide, qui est froid et légèrement irritant; mais ils sont bien vite consolés par le sein de leur nourrice.

En résumé, les badigeonnages de collodion dans le

traitement du céphalæmatome permettent : 1.º d'exercer sur la tumeur une compression douce, modérée,
complète, graduée, on ne peut plus régulière, sans inconvénients aucun pour l'enfant, malgré la flexibilité de
sa boîte crânienne; 2º d'obtenir une guérison plus
prompte que par l'expectation seule, sans que l'enfant
coure le moindre risque, et qui, dans les cas les plus
graves, ne se fait pas attendre plus de quinze à dix-huit
jours.

Conséquemment, ce procédé « remplit au plus haut
degré, dirons-nous avec M. Gayraud, les conditions
d'un véritable perfectionnement de la synthèse chirurgicale : innocuité et simplicité [1]. »

Peut-être y aurait-il quelque avantage à combiner
avec le collodion quelque agent médicamenteux résolutif, l'iodure de potassium, le sel ammoniac. On
sait, en effet, qu'Aran a eu l'idée d'employer dans le
traitement des dermatoses le collodion rendu médicamenteux par l'addition des topiques généralement
usités contre les dartres. Mais il serait sans doute pré-
férable de déposer d'abord le médicament résolutif sur
la tumeur, et puis de la recouvrir de collodion. « On
comprend difficilement, disent en effet MM. Trousseau
et Pidoux, que des médicaments rendus insolubles
par leur combinaison avec le collodion, qui se des-

[1] Gayraud ; Thèse de concours déjà citée, pag. 22.

— 59 —

sèche sous le pinceau, puissent avoir avec les surfaces malades des affinités assez faciles pour exercer sur elles quelque action[1]. »

*Évacuation du foyer sanguin.* — Jusque dans ces derniers temps, jusqu'au moment de la publication du mémoire de M. Seux, l'évacuation du sang épanché sous le péricrâne était la méthode généralement adoptée pour le traitement du céphalæmatome. On espérait favoriser ainsi le rapprochement des parois du foyer sanguin et amener une prompte guérison.

A l'exemple de Klein et Carus, quelques chirurgiens ont conseillé de vider le céphalæmatome par une simple ponction faite avec une lancette ou un petit trocart; d'autres ont voulu que la tumeur fût incisée dans une étendue plus ou moins considérable, mais toujours suffisante pour donner un libre écoulement au sang ; Levret, enfin, a proposé l'incision cruciale, complètement abandonnée aujourd'hui.

Examinons successivement la valeur de chacun de ces modes d'intervention, et voyons les cas qui peuvent réclamer l'emploi de l'un ou de l'autre. Mais avant, quelques considérations générales sur cette méthode.

En principe, nous condamnons toute action de la main armée dans le traitement du céphalæmatome.

[1] Trousseau et Pidoux, *loc. cit.*, pag. 817.

L'inflammation du foyer hématique est à craindre, et ses conséquences peuvent être terribles. Si cette inflammation restait toujours modérée, elle serait favorable ; mais peut-on savoir d'avance quelle sera son intensité ? N'a-t-on pas à redouter l'érysipèle, qui attaque si souvent les enfants, surtout dans les hôpitaux ? Ne sait-on pas, en effet, la facilité avec laquelle il se développe à la suite des traumatismes des téguments du crâne? «Nulle part, dit l'immortel Bichat, l'influence de cette complication n'est plus marquée que dans les plaies de la tête. La plupart des blessés l'éprouvent dans une plus ou moins grande étendue et avec des symptômes plus ou moins alarmants. Elle accompagne les plaies produites par les instruments piquants, tranchants et contondants, peut-être plus spécialement les premières [1]. » La gravité de cette affection chez les enfants n'est-elle pas connue de tous les praticiens? Et puis, la méningite n'est-elle pas imminente surtout chez eux, dont la boîte crânienne est incomplètement développée?

D'ailleurs, un danger immédiat peut se produire, nous voulons dire l'hémorrhagie, qui chez les enfants est le plus souvent mortelle. Les auteurs contiennent un certain nombre de ces cas malheureux. Smellie[2] en rapporte un. Son élève ayant ouvert un céphalæma-

[1] Bichat ; Œuvres chirurgicales de Desault. Paris, 1801, tom. II, pag. 4.

[2] Collections des cas extraordinaires. Altenburg, 1770.

tome, le sang ne put être arrêté, et l'enfant succomba dans un court espace de temps. Il n'est pas dit, dans cette observation, d'où venait le sang.

Valleix[1] a vu aussi un cas d'hémorrhagie mortelle après l'incision d'un hématome sous-péricrânien. Il en eut l'explication en constatant à l'autopsie la division d'un rameau secondaire et très-petit de l'artère temporale. Voici cette observation :

« Un enfant qui portait depuis un mois un céphalæmatome, était affecté de vomissements opiniâtres depuis sa naissance. Ne conservant aucun aliment, il était parvenu au dernier degré de marasme, et paraissait devoir mourir bientôt. Quelques personnes pensant (à tort, selon moi) que la tumeur sanguine avait quelque influence sur l'état général, je me déterminai à l'ouvrir, malgré l'état désespéré du malade. Après l'écoulement d'une très-grande quantité de sang noir, il en sortit un peu de rouge ; j'examinai avec soin les parties, mais l'écoulement s'étant arrêté, je me contentai d'exercer une compression médiocre. Le lendemain l'enfant était mort, et je vis que les compresses étaient fortement imbibées de sang, et qu'il s'en était accumulé une quantité notable dans la partie la plus déclive de la tumeur ; le liquide était rouge. Quoique l'hémorrhagie fût peu considérable, je pensai que, dans l'état désespéré où était l'enfant, elle avait dû accélérer la mort. L'autopsie me fit voir que j'avais divisé un rameau secondaire et très-petit de l'artère temporale ; que serait-ce donc si l'on coupait les rameaux primitifs, comme l'avait fait peut-être l'élève de Smellie ? Quant au tronc lui-même, je n'ai jamais vu la tumeur s'étendre jus-

[1] Valleix, *op. cit.*, pag. 557-558.

que-là. Un ramollissement gélatiniforme de tout l'estomac nous expliqua l'opiniâtreté des vomissements et nous parut la principale cause de la mort. »

Après avoir raconté ce fait, Valleix met en doute la possibilité de l'hémorrhagie fournie par les vaisseaux de l'os. Ce que nous avons observé chez le petit malade de la clinique, ce qui est arrivé chez le premier malade de M. Dumas, nous empêche d'être complètement de l'avis de Valleix. D'ailleurs, M. Guersent[1] constate qu'après une première ponction la tumeur reparaît quelquefois, et l'illustre Virchow[2] fait la même remarque. Cette reproduction de l'épanchement après l'évacuation du sang se fait évidemment avec d'autant plus de facilité que l'ouverture de la tumeur a été plus prématurée. Le danger des grandes incisions faites dans ces circonstances est facile à comprendre.

Enfin, constatons que ce mode d'intervention est peu en faveur de nos jours. Déjà Chélius[3], en 1844, avait dit : « Je doute qu'il existe un seul cas où l'ouverture d'un céphalæmatome ait été rigoureusement indispensable. J'ai dit, il est vrai, il y a plusieurs années, que ces tumeurs devaient nécessairement être ouvertes lorsque, au bout de dix à quinze jours, elles

---

[1] P. Guersent; Notices sur la chirurgie des enfants, 6ᵉ fasc. Paris, 1866, pag. 249.

[2] Virchow; Pathologie des tumeurs, trad. d'Aronssohn. Paris, 1867, tom. I, pag. 132.

[3] Chélius, *loc. cit.*, pag. 111.

n'avaient point diminué sous l'influence du traitement
indiqué plus haut — (résolutifs et compression), — et
qu'elles conservaient toujours le même degré de tension, ou bien encore qu'elles avaient une très-grande
étendue. Instruit par de nouveaux faits et de nouvelles
expériences, je me borne aujourd'hui à dire que l'incision est un traitement plus efficace et exempt de dangers
— (ce qui nous paraît peu exact); — j'en restreins
l'emploi à des cas tout à fait exceptionnels, combat-
tant en cela l'opinion des écrivains qui la recommandent comme règle générale. »

M. Chassaignac [1] est du même avis. « On ne doit
opérer, dit-il, que les céphalæmatomes qui se mon-
trent tout à fait au-dessus des ressources de l'organisme, quant à la résorption spontanée.

» Les chances de produire une suppuration dans le
foyer du céphalæmatome, maladie qui, par sa nature,
ne comporte pas nécessairement ce travail pathologique, doit rendre très-circonspect dans l'emploi des
procédés opératoires, dont aucun n'est à l'abri de cette
conséquence.

» Chez l'enfant nouveau-né, il est permis de compter
sur une grande puissance de résorption, et des épanchements sanguins volumineux peuvent se résorber
d'une manière complète. »

M. Seux est encore plus explicite. « L'expectation

[1] Chassaignac; Bulletin de thérapeut., tom. XXXV, pag. 455.

étant une méthode certaine dans ses résultats et sans danger [1] ; les autres méthodes, au contraire, étant incertaines ou dangereuses, est-il possible d'hésiter? Non, sans doute : l'expectation doit être préférée [2]. »

«Il n'est pas ordinairement nécessaire, dit Virchow, de donner artificiellement issue au sang ; ce serait même souvent nuisible, en ce que l'hémorrhagie se reproduit facilement. La patience conduit la plupart du temps au but désiré, et même, lorsque celui-ci n'est pas lentement atteint, la soudure des couches osseuses périostiques aux os du crâne, dans un même espace de temps, est plus complète dans un hématome qui n'a pas été ouvert que dans celui que l'on a ouvert. Betschler l'a démontré positivement par l'observation comparative d'hématomes doubles traités différemment [3]. »

Enfin, M. Tarnier termine son article CÉPHALÆMATOME du *Nouveau dictionnaire de médecine et de chirurgie pratiques* en disant : « En résumé, l'expectation prolongée, aidée, si l'on veut, de quelques moyens

---

[1] M. Seux, selon nous, s'exagère un peu les avantages de l'expectation. Pour ne citer qu'un praticien bien connu, qui ne pensait pas comme le chirurgien de Marseille, nous nommerons le regrettable professeur Trousseau. «Le céphalæmatome, dit-il, persiste trois mois, s'abcède, amène la fièvre, le décollement du périoste du crâne et la nécrose. » ( Gaz. des hôpitaux, 5 février 1848. )

[2] Seux, *op. cit.*, pag. 45.

[3] Virchow, *op. cit.*, pag. 132.

résolutifs, est le seul traitement exempt de tout danger, et celui qu'on doit conseiller dans tous les cas[1].»

Ce ne sera donc que lorsque le céphalæmatome aura un volume très-considérable, tout à fait exceptionnel, que les résolutifs ordinaires, y compris la compression par le collodion, auront échoué, que la tumeur sera ramollie, amincie sur quelque point de sa surface, que la rupture paraîtra inévitable, qu'il faudra se décider à intervenir avec la main armée pour donner issue au sang.

Faudra-t-il choisir la ponction ou l'incision? Ici, de nouveau, des distinctions sont nécessaires : ou bien le sang contenu dans la tumeur est encore complètement liquide, ou à peu près; ou bien il est pris en caillots plus ou moins considérables, suivant que la lésion est récente ou ancienne.

Il ne faudrait pas pourtant juger de la densité du contenu de l'hématome d'après la considération seule de l'âge de la tumeur, car le sang épanché sous le péricrâne peut rester un temps fort long à l'état liquide. Des faits nombreux l'ont prouvé. «Une particularité intéressante que présentent les céphalæmatomes, dit un des premiers anatomo-pathologistes de nos jours, consiste en ce que le sang reste extraordinairement longtemps liquide dans leur intérieur; tout au plus un léger dépôt fibrineux se dépose-t-il sur leurs parois. J'ai eu

[1] Tarnier, *loc. cit*, pag. 675.

5

plusieurs fois occasion d'examiner du sang, après qu'il avait séjourné quatre à six semaines dans une semblable cavité ; chaque fois il était encore liquide et contenait en même temps encore des globules sanguins assez bien conservés.[1] » C'est aussi ce que nous avons pu constater avec notre Maître, sur le premier malade qu'il a ponctionné. C'est donc plutôt sur les résultats fournis par un examen attentif de la tumeur par la palpation que sur l'ancienneté de la lésion, que le chirurgien doit se fier pour résoudre la question ci-dessus énoncée.

Tant que le sang est liquide, la ponction est à coup sûr l'opération qui convient le mieux. Par elle, on évite plus sûrement qu'avec l'incision la pénétration de l'air au fond du foyer sanguin et les fâcheuses conséquences du contact du fluide atmosphérique avec les parois de ce foyer, c'est-à-dire l'inflammation, dont les suites peuvent être, avons-nous dit, terribles. Par elle on a presque tous les avantages des opérations par la méthode sous-cutanée.

M. le professeur Pajot serait partisan de la ponction ; mais il craint que, faite trop tôt, dans les premiers temps de l'apparition du mal, alors qu'elle pourrait donner une issue facile au liquide épanché, elle n'amène une hémorrhagie mortelle, et que, faite plus tard, elle ne puisse permettre l'évacuation de la tu-

---

[1] Virchow, *op. cit.*, pag. 131.

meur, à cause de la coagulation du sang. Ce que nous avons dit de l'état de ce liquide dans les céphalæmatomes datant de plusieurs semaines, nous empêche de partager la crainte du professeur de Paris. Aussi dirons-nous bientôt que l'incision de ces tumeurs ne doit être que très-exceptionnellement pratiquée, lorsque réellement, la ponction ayant été faite, le contenu ne peut s'écouler.

Cette opération peut être faite avec un petit trocart ou avec une lancette, comme le veut M. Guersent [1].

Sans doute, avec ce dernier instrument on vide plus facilement la tumeur des caillots qu'elle peut contenir, surtout si l'on fait une ouverture un peu large ; mais alors on a tous les inconvénients de l'incision. Mieux vaut donc se servir du trocart, comme l'a fait M. Dumas dans le cas de céphalæmatomie qu'il a dû opérer, ou bien d'un bistouri étroit, comme le recommande Trousseau [2].

On devra se mettre en garde, en pratiquant cette opération, contre l'accident qui est arrivé à Valleix. Malheureusement, la direction des diverses branches artérielles de la région pariétale (rameau postérieur de la temporale superficielle, auriculaire postérieure), est tellement flexueuse qu'il est impossible que le chirurgien qui pratique une incision sur les parties molles qui revê-

[1] P. Guersent, *loc. cit.*, pag. 249.
[2] Trousseau ; Gaz. des hôpitaux, 5 février 1848.

tent le crâne en ce point, la fasse avec l'assurance de
pouvoir les éviter. En tout cas, si par l'abondance de
l'écoulement sanguin après l'évacuation complète de la
tumeur, par la nature, la couleur de ce sang et la
manière dont il se répand, on croyait avoir intéressé
un vaisseau important, il faudrait chercher à le saisir
avec un ténaculum sur les bords de l'ouverture, et le
lier. Sans doute une compression modérée peut suffire
pour arrêter une petite hémorrhagie résultant de la
lésion de quelque rameau artériel secondaire. Mais il
ne faut pas trop compter sur elle, car chez les enfants
les hémorrhagies se produisent avec une très grande
facilité et sont souvent fort difficiles à arrêter. Le collodion aurait encore ici, ce nous semble, la supério-
rité sur tous les autres moyens de compression en
obturant très-exactement, après sa dessiccation rapide,
l'ouverture faite par l'instrument.

Avec le trocart, on a évidemment beaucoup plus de
chance d'éviter les vaisseaux qu'avec la lancette.

L'ouverture pratiquée, on presse avec modération
sur la tumeur pour en faire sortir tout le sang. Il ne
faudrait pourtant pas, par des pressions trop fortes,
s'exposer à produire une inflammation des parois de
l'hématome. Les injections d'eau tiède faites dans l'in-
téreur du kyste, à l'effet de délayer et d'entraîner les
caillots au dehors, doivent être proscrites pour le même
motif. « Il serait à craindre, dit M. Pajot, que toutes ces
manœuvres n'amenassent dans la poche une inflamma-

mation plus vive qu'il ne conviendrait[1].» A plus forte raison les injections irritantes dans la tumeur doivent être formellement rejetées; comme le dit M. le professeur Nélaton[2], elles présentent trop de danger pour qu'un chirurgien prudent ose y recourir.

Après l'opération, la compression est de rigueur, si l'on veut prévenir les accidents redoutables dont nous parlions tout à l'heure : l'introduction de l'air dans le foyer hématique et l'inflammation. M. Guersent[3] la recommande, et Trousseau a beaucoup insisté sur ses avantages. Voici la manière d'opérer de l'éminent professeur que la Faculté de Paris vient de perdre :

«Si on veut faire la ponction et une compression méthodique, disait-il dans une de ses Cliniques à l'hôpital Necker, il n'arrivera point d'accidents. De quelle façon pratiquer la ponction ? Avec un bistouri étroit, tenu comme pour couper de dedans en dehors, on fait *à la partie inférieure de la tumeur* une ponction ; on presse, pour en extraire le liquide, le sang qui y est contenu, et l'on tâche de la vider complètement. Cela fait, et pour empêcher l'*introduction de l'air*, qui pourrait produire des accidents inflammatoires, on fait la compression; c'est une chose bien simple:

[1] Pajot, *op. cit.*, pag. 42.
[2] Nélaton, *op. cit.*, pag. 619.
[3] P. Guersent, *loc. cit.*, pag. 249.

On se sert de bandelettes de diachylon larges de 12 à 14 millimètres, d'une longueur telle qu'elles aillent d'une joue à l'autre. La première est appliquée, en serrant vigoureusement, sur le milieu de la tumeur. La seconde bandelette est placée en croix sur la première, et ainsi de suite. Vous parvenez à couvrir peu à peu toute la tumeur. Cela fait, d'une large bande assez longue, faites un tour autour du front, tirez en bas sur les bandelettes, et faites un second tour de bande ; relevez les bandelettes, et faites un troisième tour de bande. Il est impossible, après que tout est ainsi vigoureusement comprimé, que l'air puisse s'introduire dans la tumeur ; et si huit à dix jours après vous ôtez l'appareil, tout a disparu [1]. »

Quelle que soit l'élégance du bandage de Trousseau, quelle que soit sa solidité, qui n'est pas bien grande sans doute, nous préférons les badigeonnages au collodion, dont les effets sont au moins aussi sûrs, et qui demandent beaucoup moins de temps pour être appliqués. A l'emploi du bistouri nous préférons aussi l'usage du trocart, avec lequel l'opération est plus rapide, et qui effraie beaucoup moins les parents du petit malade. L'état habituel du sang contenu dans la tumeur nous permet de lui accorder cette préférence.

Au surplus, la ponction ne doit pas être pratiquée

[1] Trousseau ; Gaz. des hôpitaux, 5 février 1848.

au début de la maladie. Il est rare qu'alors l'indication s'en présente. Le volume excessif de la tumeur pourrait seul la motiver dans ce moment. Elle n'est de mise, selon nous, que lorsque l'hématome s'enflamme et que sa rupture devient imminente, accidents que l'on préviendra toujours par l'emploi hâtif du collodion, dont l'effet sera d'empêcher l'accroissement de la tumeur par la compression qu'il exercera sur elle.

Que dirons-nous maintenant de l'incision? — Qu'elle ne doit être pratiquée que lorsque, une ponction ayant été faite pour des cas comme ceux dont nous venons de parler, l'évacuation de la tumeur ne se fait pas, à cause de la coagulation du sang qu'elle contient. Or, cette coagulation est, avons-nous dit, très-peu commune.

Au cas où l'incision est nécessaire, elle doit être suffisante pour que la poche hématique puisse être complètement vidée; puis on fait un pansement à plat, après avoir eu le soin de placer quelques brins de charpie entre les lèvres de la plaie, pour éviter leur adhésion trop prompte. Un petit plumasseau de charpie est ensuite appliqué sur la plaie, et maintenu par un simple bonnet étroit, capable d'exercer un peu de compression, grâce à quelques compresses placées au-dessous de lui. Cependant, si l'incision est petite et si l'on espère n'avoir pas de suppuration, on peut tenter d'appliquer une couche de collodion sur toute la tu-

meur vidée, comme après la ponction. Peut-être même
encore, dans les cas d'incision étendue, ce dernier
pansement serait avantageux, si l'on prenait la précaution de ne pas recouvrir la solution de continuité
qui doit donner issue au pus.

Si la suppuration doit arriver, on voit, dans les premiers jours qui suivent l'opération, s'écouler un liquide
encore sanguinolent, puis séreux, et enfin purulent.
A la levée du premier appareil on trouve ordinairement les téguments en partie recollés ; car, comme le
fait observer l'illustre Delpech, « il n'y a peut-être
pas de région du corps où la disposition mécanique
soit plus favorable au recollement [1] », et alors la guérison ne tarde pas à être complète.

Malheureusement il n'en est pas toujours ainsi : la
suppuration peut devenir fétide, et tous les accidents
de la pyhoémie se manifester. Il faut alors faire des
lotions détersives au fond du foyer purulent, avec des
liquides chargés de coaltar, d'acide phénique, de per-
manganate de soude...... Mais nous n'avons pas à
nous occuper de ces complications, qui se présentent,
dans les cas auxquels nous faisons allusion, avec leurs
caractères habituels, et qui ne réclament pas des soins
autres que lorsqu'elles surviennent à l'occasion d'une
plaie d'une autre région du corps.

Tous les chirurgiens qui emploient l'incision comme

[1] Delpech ; Maladies réputées chirurgicales, tom. I, pag. 41.

méthode générale de traitement du céphalæmatome, ne
sont pas d'accord sur le moment qui est le plus op-
portun pour opérer.

Les uns, avec Michaëlis, veulent que le céphalæmatome soit incisé dès son apparition ; les autres, et
c'est le plus grand nombre, avec Nœgelé, P. Dubois...,
pratiquent l'incision après l'essai pendant quelques
jours des moyens résolutifs. Évidemment, cette dernière manière de procéder est plus sage, mais elle ne
nous paraît pas acceptable pour la généralité des cas.
L'incision, comme nous l'avons dit, a ses indications.

*Provocation de la suppuration de la tumeur.* — Le
céphalæmatome pouvant s'enflammer, suppurer et
guérir, quelques chirurgiens ont voulu obtenir par
l'art ce que la nature fait elle-même dans quelques
cas, et, dans le but de provoquer la suppuration dans
la tumeur, ils ont conseillé l'emploi des caustiques et
du séton.

Gœlis voulait qu'on appliquât un fragment de po-
tasse caustique sur le sommet de la tumeur, dans le
but de soulever l'épiderme seulement, sans intéresser
les parties sous-jacentes. Son intention était de provoquer une inflammation modérée, superficielle, capable
d'amener la résolution de l'épanchement sanguin.

M. Bouchut[1] recommande, pour obtenir les mêmes
effets, l'emploi de la cautérisation transcurrente.

___

[1] Bouchut, *op. cit.*, pag. 72.

Moscati et Paletta, redoutant pour les nouveau-nés les conséquences d'une plaie considérable, ont proposé l'emploi du séton. Avec une aiguille ou un bistouri, ils traversaient de part en part la tumeur, et passaient par ces deux ouvertures une bande étroite à bords effilés. Le sang contenu dans la tumeur s'écoulait pendant deux ou trois jours, puis c'était de la sérosité, et enfin du pus. La mèche du séton, d'abord enduite d'un onguent digestif, était ensuite chargée d'un topique tonique; tandis que sur la tumeur on faisait des applications résolutives.

Cette méthode, qui ne peut que développer les mauvaises tendances de la maladie livrée à sa marche naturelle, ne saurait être acceptée, aujourd'hui que les dangers des phlegmons hématiques sont si bien connus. Dans tous ces cas, la réaction fébrile est vive, et on ne sait pas quelles seront les limites du travail pathologique suscité par l'art. Tous les inconvénients, tous les dangers que nous avons signalés quand il s'est agi de l'incision, nous les voyons se produire par les caustiques, par le séton. On ne peut calculer précisément le degré d'énergie des premiers, pas plus que l'intensité que peut atteindre l'inflammation produite par le séton. Dans deux cas où Gœlis a eu recours à la pierre à cautère, l'inflammation a dépassé les limites qu'il voulait lui assigner, et les enfants sont morts. Aussi croyons-nous, avec tous les chirurgiens, devoir condamner sans réserve ce mode d'intervention.

Si nous agissons ainsi avec les caustiques, pouvons-nous être aussi sévère à l'égard du séton ? Nous ne le pensons pas. Sans doute, les cas où il peut être utile sont tout à fait exceptionnels, mais il suffit qu'il puisse rendre des services dans un cas donné, pour qu'il ne soit pas complètement abandonné.

Voici un fait dans lequel les avantages du séton nous ont paru dignes d'être signalés :

M. Corlieu, de Charly, médecin de la Direction des nourrices, est appelé, le 27 mai 1856, pour une petite fille âgée de huit jours, portant un céphalæmatome occupant tout le pariétal droit, mesurant 29 centimètres de circonférence, 13 centimètres d'avant en arrière et 13 centimètres de haut en bas.

Bien qu'il n'espérât pas arriver par les topiques à la résolution d'un céphalæmatome aussi considérable, M. Corlieu eut recours aux frictions iodurées et aux applications d'eau saturnisée.

Après neuf jours de ce traitement infructueux, le 4 juin, une incision de 3 centimètres d'étendue fut pratiquée sur la tumeur. Il sortit environ 100 grammes de sang noir et liquide. Des mèches cératées furent introduites dans le sac, et la plaie fut recouverte de cataplasmes arrosés d'eau blanche.

Pansement tous les jours, matin et soir.

Au bout de quelques jours, la suppuration devint fétide et abondante. — Lotions et injections chlorurées.

Deux jours après, plus de mauvaise odeur. — Dans le but d'amener une inflammation adhésive dans la poche hématique et de faire cesser la suppuration, on eut recours aux injections iodées, mais en vain.

La suppuration devint de plus en plus abondante.

Craignant un décollement très-considérable du périoste et ses
fâcheuses conséquences, M. Corlieu fit, le 20 juin, une contre-
ouverture à la partie postérieure de la poche , à 5 centimètres
environ de la première, et établit un séton. Il fit panser l'enfant
toutes les quatre heures, pour empêcher autant que possible la
stagnation du pus. La suppuration persista encore pendant longtemps, toujours abondante, malgré les injections iodées.

Enfin, n'arrivant à aucun résultat satisfaisant, M. Corlieu
exerça une compression méthodique sur les parois de la poche,
pour les mettre en rapport. Un coussin vide au centre, en forme
de pessaire, maintenu par des bandes en croix, remplit l'indication.

Ce dernier moyen fut couronné de succès. A partir des premiers jours de juillet, l'écoulement purulent fut remplacé par un
écoulement séreux qui disparut bientôt après. A la fin août,
la guérison était complète, les cheveux avaient repoussé, et il
ne restait plus aucune trace de la maladie.

Au surplus, pendant toute la durée de ce traitement, la santé
générale de l'enfant ne fut pas troublée [1].

Ainsi, voilà un fait dans lequel l'incision , jugée
nécessaire, n'eut pas le résultat qu'on en attendait : la
suppuration devint abondante et intarissable, malgré les
injections iodées, et une contre-ouverture devint indispensable. Un séton fut établi entre les deux ouvertures;
et, lorsque les parois du foyer purulent furent modi-
fiées par le contact suffisamment prolongé de ce corps
étranger, la compression finit par amener le recollement. Somme toute, le médecin de Charly dut se

[1] Gazette des hôpitaux, 30 septembre 1856.

conduire comme dans le traitement d'un abcès sous-périostique de la voûte du crâne.

En résumé, voici le traitement du céphalæmatome qui nous paraît le plus convenable :

1° Recouvrir le plus tôt possible, dès son apparition si faire se peut, la tumeur avec une bonne couche de collodion et continuer ces applications suivant la méthode indiquée dans ce travail. — On empêchera ainsi le développement de cette tumeur, et on évitera les opérations sanglantes. — Dans ces bonnes conditions, en effet, la guérison est la règle.

2° Si la tumeur est trop volumineuse dès l'origine pour qu'on puisse espérer sa résolution, attendre quelques jours, car la résorption peut encore se faire sous l'influence de l'action compressive du collodion ; puis, avant que la tumeur ne s'enflamme, et pour prévenir cet accident au cas où il serait imminent, ponctionner la poche avec un petit trocart et recourir aux applications de collodion comme il a été dit plus haut.

3° Si le sang ne peut être évacué par la canule du trocart, faire une incision aussi petite qu'on le pourra et panser encore au collodion, si on a lieu d'espérer la guérison sans suppuration ; au cas contraire, panser

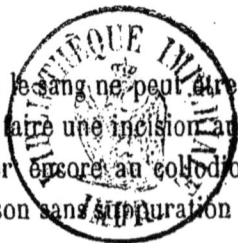

à plat en exerçant une légère compression à l'aide d'un bandage approprié.

4° Réserver le séton pour les cas tout à fait extraordinaires avec décollement étendu, après ponction ou incision préalables.

5° Ne jamais se servir des caustiques.

FIN.

www.ingramcontent.com/pod-product-compliance
Lightning Source LLC
Chambersburg PA
CBHW071248200326
41521CB00009B/1672